U0254999

解读"华西现象"

讲述华西故事

展示华西成果

华西医学大系·医学科普

大脑

与我们的情绪

主　编◎马小红　曾峻

副主编◎叶梦颖

四川科学技术出版社

图书在版编目（CIP）数据

大脑与我们的情绪 / 马小红 , 曾峻主编 . — 成都：
四川科学技术出版社 , 2022.12

ISBN 978-7-5727-0817-6

Ⅰ . ①大…　Ⅱ . ①马…②曾…　Ⅲ . ①大脑—影响—
情绪—研究　Ⅳ . ① R338.2 ② B842.6

中国版本图书馆 CIP 数据核字（2022）第 251050 号

大脑与我们的情绪

主　　编　马小红　曾　峻
副 主 编　叶梦颖

出 品 人　程佳月
责任编辑　罗小燕
封面设计　经典文化
责任出版　欧晓春
出版发行　四川科学技术出版社
地　　址　四川省成都市锦江区三色路238号新华之星A座
　　　　　传真：028-86361756　邮政编码：610023
成品尺寸　156mm×236mm
印　　张　7.25　　字　数　150 千
照　　排　成都木之雨文化传播有限公司
印　　刷　四川华龙印务有限公司
版　　次　2023 年 5 月第 1 版
印　　次　2023 年 5 月第 1 次印刷
定　　价　48.00元

ISBN 978-7-5727-0817-6

本书编委会

主　　编： 马小红　曾　峻

副 主 编： 叶梦颖

编委成员： 蔡媛媛　李　俊　王晓丽　王运涵
　　　　　　钟　琳　张　婷

《华西医学大系》总序

由四川大学华西临床医学院/华西医院（简称"华西"）与新华文轩出版传媒股份有限公司（简称"新华文轩"）共同策划、精心打造的《华西医学大系》陆续与读者见面了，这是双方强强联合，共同助力健康中国战略、推动文化大繁荣的重要举措。

百年华西，历经120多年的历史与沉淀，华西人在每一个历史时期均辛勤耕耘，全力奉献。改革开放以来，华西励精图治、奋进创新，坚守"关怀、服务"的理念，遵循"厚德精业、求实创新"的院训，为践行中国特色卫生与健康发展道路，全心全意为人民健康服务做出了积极努力和应有贡献，华西也由此成为了全国一流、世界知名的医（学）院。如何继续传承百年华西文化，如何最大化发挥华西优质医疗资源辐射作用？这是处在新时代站位的华西需要积极思考和探索的问题。

新华文轩，作为我国首家"A+H"出版传媒企业、中国出版发行业排头兵，一直都以传承弘扬中华文明、引领产业发展为使命，以坚持导向、服务人民为己任。进入新时代后，新华文轩提出了坚持精准出版、精细出版、精品出版的"三精"出版发展思路，全心全意为推动我国文化发展与繁荣做出了积极努力和应有贡献。如何充分发挥新华文轩的出版和渠道优势，不断满足人民日益增长的美好生活需要？这是新华文轩一直以来积极思考和探索的问题。

基于上述思考，四川大学华西临床医学院/华西医院与新华文轩出版传媒股份有限公司于2018年4月18日共同签署了战略合作协议，启动了《华西医学大系》出版项目并将其作为双方战略合作的重要方面和旗舰项目，共同向承担《华西医学大系》出版工作的四川科学技术出版社授予了"华西医学出版中心"铭牌。

人民健康是民族昌盛和国家富强的重要标志，没有全民健康，就没有全面小康，医疗卫生服务直接关系人民身体健康。医学出版是医药卫生事业发展的重要组成部分，不断总结医学经验，向学界、社会推广医学成果，普及医学知识，对我国医疗水平的整体提高、对国民健康素养的整体提升均具有重要的推动作用。华西与新华文轩作为国内有影响力的大型医学健康机构与大型文化传媒企业，深入贯彻落实健康中国战略、文化强国战略，积极开展跨界合作，联合打造《华西医学大系》，展示了双方共同助力健康中国战略的开阔视野、务实精神和坚定信心。

华西之所以能够成就中国医学界的"华西现象"，既在于党政同心、齐抓共管，又在于华西始终注重临床、教学、科研、管理这四个方面协调发展、齐头并进。教学是基础，科研是动力，医疗是中心，管理是保障，四者有机结合，使华西人才辈出，临床医疗水平不断提高，科研水平不断提升，管理方法不断创新，核心竞争力不断增强。

《华西医学大系》将全面系统深入展示华西医院在学术研究、临床诊疗、人才建设、管理创新、科学普及、社会贡献等方面的发展成就；是华西医院长期积累的医学知识产权与保护的重大项目，是华西医院品牌建设、文化建设的重大项目，也是讲好"华西故事"、展示"华西人"风采、弘扬"华西精神"的重大项目。

《华西医学大系》主要包括以下子系列：

①《学术精品系列》：总结华西医（学）院取得的学术成果，学术影响力强；②《临床实用技术系列》：主要介绍临床各方面的适宜技术、新技术等，针对性、指导性强；③《医学科普系列》：聚焦百姓最关心的、最迫切需要的医学科普知识，以百姓喜闻乐见的方式呈现；④《医院管理创新系列》：展示华西医（学）院管理改革创新的系列成果，体现华西"厚德精业、求实创新"的院训，探索华西医院管理创新成果的产权保护，推广华西优秀的管理理念；⑤《精准医疗扶贫系列》：包括华西特色智力扶贫的相关内容，旨在提高贫困地区基层医院的临床诊疗水平；⑥《名医名家系列》：展示华西人的医学成就、贡献和风采，弘扬华西精神；⑦《百年华西系列》：聚焦百年华西历史，书写百年华西故事。

我们将以精益求精的精神和持之以恒的毅力精心打造《华西医学大系》，将华西的医学成果转化为出版成果，向西部、全国乃至海外传播，提升我国医疗资源均衡化水平，造福更多的患者，推动我国全民健康事业向更高的层次迈进。

《华西医学大系》编委会

2018年7月

前 言

"作为人类，我们能够确认数光年外的星系，我们能研究比原子还小的粒子，但我们仍无法揭示两耳间三磅重物质[①]的奥秘。"

——美国前总统奥巴马

在人的生命活动中，脑作为神经系统的中枢，不仅在机体的正常生理活动中发挥着极为重要的调节作用，也是人类进行思维活动的中心。大脑是人体的"总司令部"，人的思想、感觉、记忆、情感、经验、梦境等全部来源于大脑的神经元活动，它决定我们该想什么，该做什么，该如何适应这个世界。疲劳、疾病、外伤或是心理创伤都可能会损害到你的大脑活动，并且你的认知、行为甚至是个性很有可能也会随之改变，而且是根本性的改变。也可以这样理解，你的喜、怒、哀、乐，整个人生历程都在这颗1.4千克的大脑里。

———————————

① 指大脑。

理解大脑的结构与功能是21世纪最具挑战性的前沿科学问题。脑科学研究既对有效诊断和治疗脑疾病有重要的临床意义，还可推动新一代人工智能技术和新型信息产业的发展。人类脑计划起源于20世纪80年代早期，是继人类基因组计划之后的又一国际性科研大计划。近年来，美国、日本及欧盟的一些国家（地区）纷纷宣布启动脑科学研究。2015年，中国科学家也对脑科学与类脑研究的部署达成了初步共识，即"一体两翼"计划。一体：以阐释人类认知的神经基础（认识脑）为主体和核心。两翼：一是加强早期预防、诊断和治疗脑重大疾病的研究（保护脑）；二是在大数据快速发展的时代背景下，受大脑运作原理及机制的启示，通过计算和系统模拟推进人工智能的研究（模拟脑）。

2022年，中国人脑研究"一体两翼"计划进入实质性研究阶段。本书主编马小红教授作为中国"一体两翼"计划中抑郁症研究组的核心科学家，将带领她的团队在抑郁症研究中砥砺前行。

本书前三章着重讲解大脑的组成、各个区域的功能、成长过程中大脑的具体变化，以及能量代谢对大脑生理和功能所起的关键作用。通过前三章的阐述，我们会更了解大脑的工作原理和工作环境，继而更好地理解在本书后面章节所讨论的当大脑工作出现偏差时，个体出现的各种状况。中间三个章节主要讨论大脑出错所导致的常见功能障碍和情绪障碍，主要包括注意缺陷多动障碍（ADHD）、焦虑症和抑郁症。

为什么我们要把注意缺陷多动障碍专门用一个章节来进行讨论，它似乎和我们的情绪没有直接关系，但其实注意缺陷多动障碍是一种大脑神经发育障碍导致的典型行为异常，其发病早、时间长、影响广泛。它在幼儿时期主要表现为多动、注意缺陷；青少年时期主要表现为情绪障碍、学业困难等；成年期主要表现为冲动、情绪控制能力差、畏难情绪重、做事拖延等。注意缺陷多动障碍对个体的影响很大，单独提出来讲是希望家长们能重视它的危害性，通过早期发现，及时干预，对孩子正在发育的大脑进行有效的正向刺激，并在药物和行为训练等有效干预手段的帮助下最大限度地恢复ADHD患者的大脑功能，助力孩子健康成长。

本书的最后三章讲大脑如何给我们的身体预警，并讨论当我们意识到身心处于糟糕状态时，该如何去应对和调整。

最后就让我们一起通过阅读本书，搭乘这趟思想列车，参观我们的大脑"司令部"，观察和了解那些能影响我们生活、学习和工作的各种情绪状态，洞察大脑的奥秘，在快节奏的生活压力中找到身心的平衡点。

让我们一起出发吧！

目 录

第一章　我们的大脑　*001*

　　一、大脑的基本构成　*002*

　　二、大脑的分区　*003*

　　三、被忽视的小脑　*012*

第二章　大脑成长的奥秘　*013*

　　一、人类大脑的独特性　*014*

　　二、成长过程中大脑的可塑性　*016*

第三章　大脑工作的能量　*023*

　　一、大脑能量代谢　*024*

　　二、大脑能量代谢的生理学特点　*025*

　　三、大脑能量代谢与相关疾病　*027*

第四章　大脑工作出错了——注意缺陷多动障碍　*029*

　　一、注意缺陷多动障碍的表现　*031*

　　二、注意缺陷多动障碍的常见病因　*033*

　　三、注意缺陷多动障碍在患者一生中的演变　*036*

　　四、注意缺陷多动障碍的治疗　*038*

第五章　大脑工作出错了——焦虑 *047*

一、现代人焦虑的来源 *048*

二、焦虑症的症状表现 *050*

三、焦虑症的主要特点 *052*

四、青少年患者的具体表现 *053*

五、焦虑症的病因 *054*

六、青少年焦虑症的应对 *057*

第六章　大脑工作出错了——抑郁 *059*

一、抑郁症的现状 *060*

二、抑郁症的病理机制 *063*

第七章　大脑发出警报——梦境的产生与现实意义 *071*

一、梦境的意义 *073*

二、给我们的大脑预警 *076*

三、缓和创伤 *077*

四、解决问题 *078*

第八章　大脑加油站——肠子的小心思 *079*

一、肠—脑轴功能的肠道影响因素 *080*

二、肠—脑轴功能的中枢影响因素 *082*

三、肠—脑轴功能对生活的影响 *084*

第九章　大脑加油站——体能和脑力管理 *087*

一、睡眠 *088*

二、饮食 *092*

三、运动 *096*

参考文献 *099*

第一章 ▶

我 们 的 大 脑

一、大脑的基本构成

　　大脑主要由脑细胞组成，脑细胞又分为神经元细胞和神经胶质细胞。神经元细胞的主要职责是处理和存储与大脑功能相关的信息。神经元细胞是特异化的，能够产生和释放生物电，并相互传导的一种细胞类型。神经元细胞是人脑接受和处理外界刺激的基本单位，神经元细胞之间由类似乌贼触手一样的突触相互连接，它的主要功能是接受外界环境的刺激（信号源）并将其转化成生物电和化学递质传输给其他细胞，最终形成一系列的认知行为反馈。神经元细胞的总体数量在人出生时就已经固定，我们成年人的大脑中包含了850亿~1 000亿个神经元细胞，这些细胞在整个生命过程中将不会再增加（只有在负责记忆的海马体内会有少量的增加），但神经元细胞的突触连接会增加或是被"修剪"。神经元细胞是大脑的耗能大户，神经元细胞的总体积只占整个大脑的10%，却消耗了整个身体20%的能量，这就需要一个强大的后勤补给团队不断地给神经元细胞提供支持。这个后勤补给团队则由神经胶质细胞组成，各种各样的神经胶质细胞占据了大脑90%的体积。神经胶质细胞不仅具有结构支持和营养输送的作用，还全面参与了神经元细胞执行信息处理和传递的任务。此外，它们还负责清理神经系统所产生的垃圾，保持微环境的平稳状态等，是神经元细胞的后勤保障单位（见图1-1）。

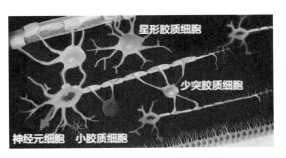

图1-1　神经元和神经胶质细胞

二、大脑的分区

　　大脑的主要功能包括思维、运动、洞察、感觉、记忆、语言和情绪等。所有的大脑功能都有具体对应的脑区，功能的实现离不开大脑各个结构的组成（图1-2）。

　　大脑可以用三段式模型简单地分类，分别是大脑新皮质（工具中枢）、边缘系统（效率中枢）和脑干（生命中枢）。

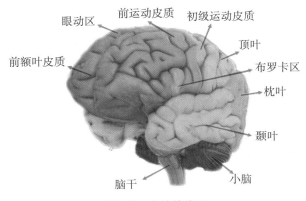

图1-2　大脑的分区

1. 大脑新皮质（工具中枢）

大脑新皮质是工具中枢，包括四个最主要的脑区。

◎ 额叶

额叶是人类新皮质里面积最大的一个区域，也是今天所谓的人类最核心的智慧所在，分析、推理和抽象思维这些高级的功能都在这里完成。额叶最主要的功能有计划、分析、判断、推理、专注、自控、学习、语言和洞察等。额叶又分为前额叶皮质、眼动区、前运动皮质、初级运动皮质、布罗卡区。

前额叶皮质主要负责计划、分析、判断、专注、自控和社交，它是人类之所以成为人类最关键的部位，也是人类大脑成熟最晚的区域，一直要到25~30岁才能完全成熟。对爱因斯坦大脑切片的研究表明，他的前额叶皮质一直到30多岁才成熟。

大脑灰质（主要构成为神经元胞体）容量随年龄变化情况见图1-3。

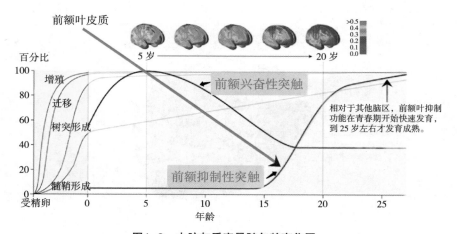

图1-3　大脑灰质容量随年龄变化图

从图1-3我们得到的最大启发就是15岁前青少年的前额叶皮质处于最兴奋、活跃的时期。这个时期的孩子最富有创造力，这时我们应该尽可能地去保护孩子的创造力而不是将其扼杀。我们需要在给孩子建立基本生活规则的基础上最大限度地让孩子去探索世界。探索与创新本身就意味着与传统对立，看似孩子们在不断地"犯错"，实际上他们是在用自己独特的方式和世界打交道，父母与老师需要包容并用客观、发展的眼光去对待孩子们的"错误"，尽可能地保护他们的创造力。

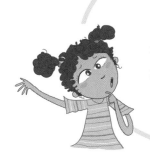

需要在给孩子建立基本生活规则的基础上最大限度地让孩子去探索世界。

对0~5岁的婴幼儿来说，世界是全新的、陌生的，他们对世界是好奇的，他们在这个时期不断地积累自己对世界的认识。

孩子5~15岁时，前额叶皮质兴奋性开始下降，主动抑制功能还未完全开启，他们依然充满好奇，对各种事物都有广泛的兴趣，主动自我控制、约束的能力还很差。这个时期是培养孩子各类兴趣爱好、良好行为规范和习惯的关键期。有经验的家长从孩子5岁开始就能逐渐观察到孩子是否存在注意力不集中和多动的问题。因为这个时期孩子的兴奋冲动性开始下降，在外界环境的约束下能逐渐控制自己的行为，不断强化自身的专注力。如果这个时期的孩子在外界环境的约束下仍然不能很好地控制自己的行为，家长们就要关注孩子可能存在的注意力不集中和多动的问题了。这方面的问题在后面的章节会详细谈到。

　　孩子在15~25岁这个阶段，前额叶皮质开始逐渐成熟，脑区的抑制功能开始迅速活跃，进入让天下父母都头疼的青春"叛逆"期。懵懂少年开始变得成熟，自我控制能力增强，冲动性降低，对世界开始有自己的认识和理解，但并不全面和客观，所以在这个时期孩子脑海中会有无数的问题、无数的矛盾、无数的想法。

　　◎顶叶

　　顶叶主要是负责触觉感知、语言理解、逻辑统筹、协调和空间想象力等。1999年，维特森在著名的《柳叶刀》杂志发表了《阿尔伯特·爱因斯坦异乎寻常的大脑》，文中指出，爱因斯坦大脑的顶叶部位比常人大15%，并且有一系列不同于常人的凹槽，它们位于与数学和空间推理能力有关的区域，这使得大脑的神经元细胞之间能更好地传递信息，因此爱因斯坦的空间认知能力和数学思考能力超出常人。人的顶叶大小在一定程度上与数学和逻辑方面能力的高低成正相关，即顶叶后区体积越大，在数学、逻辑思维、发散思维等方面的能力越强。同时，顶叶对于理解词意和语言加工还具有特殊意义。我们平时说"开窍"就是这个位置功能的改善。

　　◎枕叶

　　枕叶位于后脑勺，它负责处理视觉信息，并与大脑的其他区域相互作用，在一定程度上跟踪它们的功能；同时它还执行对环境的双目感知功能。枕叶与边缘系统（尤其是海马体）、顶叶和颞叶有很强的联系。因此，不好的视觉图像可能伴随着消极情绪；反之，好的视觉图像可能会唤起积极情绪。

◎ 颞叶

颞叶主要负责处理听觉信息，因此它是洞察力的主要来源。左脑区的颞叶比右脑区的要大一些，因为两个语言中枢都分布在左脑区。颞叶与边缘系统、枕叶、额叶、岛叶、丘脑、脑干有紧密联系，参与语言、听觉、嗅觉整合，与记忆和情绪、人格和行为、前庭功能和平衡等密切相关。双侧颞叶切除后的患者会出现一个严重的综合征，叫Kluver-Bucy综合征，主要包括六大症状：失忆（包括顺行性和逆行性）、反应缺失（对恐惧和愤怒无反应）、饮食习惯改变（食欲亢进和进食不恰当的物品）、口欲亢进（用嘴接触物品的不恰当行为）、性欲亢进、视觉失认。这些症状也体现了颞叶复杂的功能。

整个大脑新皮质各个结构之间的功能是有重叠的，各个区域有自己侧重的主要功能，但也会相互作用、相互影响、相互补充。比如记忆的形成，我们的短时记忆存放在大脑新皮质的各个感觉区域（视觉、听觉、触觉、味觉、嗅觉）中，最终通过额叶与顶叶对各个感觉区域的整合形成长期记忆。

2. 边缘系统（效率中枢）

边缘系统主要负责情绪的产生和调节、唤醒、嗅觉和长期记忆。边缘系统被大脑新皮质所包裹，它由多个脑区组成，如胼胝体、海马回、扣带回、杏仁核和丘脑等（图1-4）。

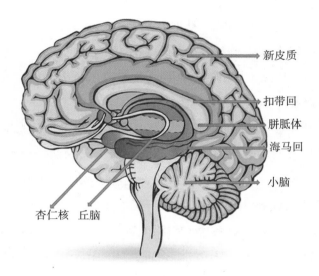

新皮质

扣带回

胼胝体

海马回

小脑

杏仁核　丘脑

图1-4　边缘系统

边缘系统是情绪产生与调节的重要脑区，同时也在学习、记忆、行为中起关键作用。边缘系统中的扣带回具有调节血压、心跳等身体自主功能的作用，又参与注意力、认知和情绪的调节。颞叶深处有一个叫作海马回的部分，是参与和形成长期记忆以及记忆提取的最重要的脑组织，当然也包括情绪记忆。位于眼眶之后的眶额叶，是处理价值感的重要脑区，在价值选择中起着重要作用。眶额叶还可以抑制恐惧情绪，避免不必要的情绪过激反应。在对眶额叶受损猴子的研究中发现，它们在面临危险时，会表现出不同于正常猴子的惊恐反应，即使是长时间地面对一个不真实的危险，如塑料玩具蛇，其惊恐应激反应也不会完全消退。长期的焦虑很可能是导致眶额叶功能异常的主要原因。

杏仁核是恐惧、害怕、悲伤等负面情绪的处理中心，同时还参与情绪记忆的形成和存储。杏仁核受损的人，无法识别和拥有恐惧的感觉，他们变得极其大胆，不知道恐惧为何物。

在所有的情绪中，恐惧占据中心位置，因为恐惧关乎动物的生死。看见天敌或经历危险时，如果动物没有任何应激反应，不逃跑也不去战斗，反而若无其事地凑近危险源，等待它的只有死亡。当杏仁核受到外界的不良刺激时所产生的焦虑感和恐惧感会立即接管整个大脑的功能，开启"战"或"逃"的应激状态。就像正常人突然遇到蛇或是野兽，第一反应一般都会被吓得腿脚发软，不受大脑控制地无法动弹，此时大脑一片空白，再聪明的人也无法做出任何判断，只有一段时间后大脑适应了这种刺激才会开始继续工作。但是捕蛇人或是驯兽师就不会被蛇或是他们熟悉的野兽惊吓到，因为他们长期和这类对人类有危害的动物打交道，杏仁核已经适应了这一类刺激，不会再接管大脑的正常工作。

我们能从杏仁核的工作原理上总结出什么样的经验呢？当我们遇到让我们害怕、担心、恐惧的事情时，我们应该勇敢地面对，而且要低强度、多次数、可恢复性、有目的性地让自己经常暴露在这些事情中，让自己的杏仁核逐渐适应令自己焦虑、害怕、恐惧的事或物。我们的大脑可以通过有目的性的、持续的训练来适应不断变化的环境。

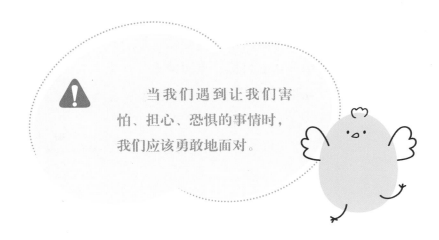

⚠ 当我们遇到让我们害怕、担心、恐惧的事情时，我们应该勇敢地面对。

情绪所激发的身体反应主要是通过下丘脑这个脑区来实现。下丘脑可以产生和释放多种内分泌激素，主动调节自主神经系统，在不被大脑主动控制的情况下调节我们的血压、呼吸、心跳、消化、瞳孔反应、能量储备等。这些身体的自发反应对于情绪的表达和调节必不可少。

大脑的自我奖励系统是引导个体树立目标、克服困难、产生动机、强化学习的重要系统。负责自我奖励系统的脑区叫伏隔核，它能接收中脑多巴胺神经元的投射，释放快乐激素多巴胺，使得个体有更强大的动力去克服困难，完成目标，例如，刺激个体通过克服困难、努力学习获取奖励。注意缺陷多动障碍患者的这一脑区可能存在发育迟缓，所以注意缺陷多动障碍患者的自我激励能力不足，畏难情绪强烈，目标感和动机较差。自我奖励机制好的表现是能刺激个体在自我的主动控制下为实现目标而产生积极的动力，但是当主动控制能力较薄弱时，它可能就是各种不良刺激成瘾问题的动机通路，比如药物

大脑的自我奖励系统是引导个体树立目标、克服困难、产生动机、强化学习的重要系统。

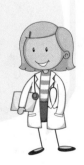

成瘾、网络成瘾、赌博成瘾等。负责自我控制、抑制、组织、计划等大脑高级功能的前额叶皮质在青少年时期的发育是相对缓慢的，而现今电子游戏、短视频等会快速产生大量的刺激奖励，让大脑发育成熟的成年人都常常陷入其中无法自拔，就更不要说大脑发育还不成熟的青少年了，所以这也是青少年更容易沉溺于电子游戏、短视频和虚拟世界的主要原因。

③. 脑干（生命中枢）

脑干自上而下由中脑、脑桥、延髓三部分组成。脑干的主要功能是维持个体的基础生命体征，包括呼吸、心跳、体温、睡眠和消化等重要生理功能。脑干位于整个大脑的最底层，也可以把它看成是整个大脑的基础。想要一个有活力的大脑就必须要有一个强健的基石，这个强健的基石就是我们的脑干。很多时候我们忽略了脑干的可训练性，总认为脑干负责的心跳、呼吸、消化、体温、出汗和睡眠等人体的基本功能是无法干预的。其实不然，我们不能阻止心跳、呼吸、消化和体温等改变的发生，但我们可以通过很多方式改变它们发生的频率。如运动能明显改变心跳频率，增加血液流动，还有腹式呼吸训练，它不仅能改善呼吸的频率，还能促进肠胃的蠕动，提高消化能力，提高肺活量，增加大脑的氧气供应量。睡前泡个热水脚让体温快速提升，在睡眠时体温又快速下降，这样能改善个体的睡眠质量。这些行为都可以帮助个体主动改变生理指标。由于大脑和身体的各个器官都是相互影响的，所以这些行为同时也可以反馈回脑干，对脑干起到积极的锻炼效果。长期的训练能让脑干更为强健，大脑更有活力。

三、被忽视的小脑

　　小脑位于大脑的后下方，颅后窝内，延髓和脑桥的背面。其结构和大脑类似，也由皮质与髓质组成。小脑虽然只占全脑体积的10％，但却包含了全脑50％的神经元细胞。我们可以把大脑看成是接收信息与反馈信息的终端机，而小脑就是大脑和身体的信息交换机。传统脑科学认为小脑只和身体运动相关，但最新的脑科学研究发现小脑的作用远不止于此，小脑对非运动功能如语言、认知、逻辑、情感、注意力和人际交往等社会功能都有重大的作用和影响。小脑的发育时间和大脑的前额叶皮质发育时间一样长久，都要到25岁左右才能完全发育成熟，所以小脑的可塑性也非常强，它就像大脑的外挂一样，发达的小脑能大幅提升大脑的工作效率。这个新的发现从理论上证明了"四肢发达，头脑简单"的观念是错误的。运动对于个体来说非常重要，不仅能够让我们的身体更为强壮、健康，还能让我们更加善于表达，逻辑更为缜密，情感更加丰富，注意力更加集中。这些发现从科学的角度更深刻地诠释了"生命在于运动"的含义！

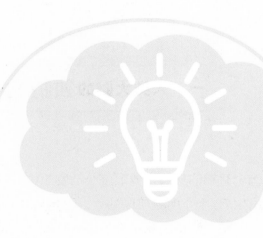

第二章 ▶

大脑成长的奥秘

一、人类大脑的独特性

　　有一个有趣的现象，放眼整个动物王国，马、牛、长颈鹿的幼崽出生后1个小时就可以站立，出生后第1天就可以躲避捕食者；鱼、鳖、鲸鱼的幼崽生下来就会游泳；鸡、鸭的幼崽出壳以后就可以满地跑，就连我们的近亲猿类，出生后也会蹒跚爬行。而人类幼崽却几乎需要一年才能行走，两年才能开始表达完整想法。

　　这个表面看起来的人类劣势，实际上源于人类与其他动物大脑发育的差异，而这个差异恰恰是人类生存发展的巨大优势。相比其他动物，人类对环境有着极强的适应能力。想象一下北极熊置身于热带，非洲象置身于北极，它们是否还能适应环境的巨大变化。可是人类，无论是在繁华的城市，还是在荒瘠的沙漠，都能繁衍生息，这是因为人类大脑细胞间的连接方式与其他动物不同。

　　人类1岁时的大脑与成年后的大脑一样，几乎包含了毕生所有的脑细胞，但婴儿大脑的神经元是相互独立、未连接的。在出生后的两年内，随着大脑细胞接收感觉信息，神经元才异常迅速地连接起来。每一秒就有多达200万个新连接（突触）在婴儿的大脑里形成。两岁的小孩子拥有超过100万亿个突触，是成年人的两倍（见图2-1）。这时候，突触的数量达到了高峰，远远超过自身所需。于是，突触数量不再大量增长，取而代之的是神经的"修剪"策略。随着孩子不断成长，50%的突触都会被"剪"掉（见图2-2）。

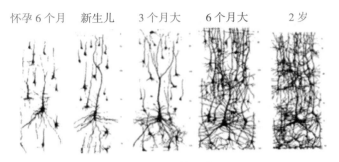

怀孕6个月　　新生儿　　3个月大　　6个月大　　2岁

图2-1　突触形成

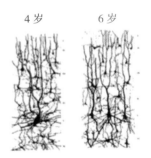

4岁　　6岁

图2-2　突触"修剪"

　　从某种意义上说，你成为自己的过程，就是突触不断"修剪"的过程。成长过程中，外部环境不断影响着大脑，根据我们接触到的东西，大脑神经在进行着自我"修剪"，大脑神经元之间的连接变得更少，却更强健。

二、成长过程中大脑的可塑性

① 环境对大脑发育的影响

在我们的成长过程中，大脑不断对突触进行"修剪"，根据环境的具体情况塑造自己，让大脑与环境相匹配。这段旅程既神秘又充满风险。如果大脑并没有合适的成长环境，它的发育会受到很大影响。

1966年，为了提高人口数量，罗马尼亚颁布了"770法案"，宣布每对夫妻至少要生4个孩子，非特殊情况下的避孕和堕胎都属于违法。在1966—1989年法案生效的23年时间里，罗马尼亚的人口出生率暴涨，许多贫困家庭无法抚养孩子，大量的婴儿被送往孤儿院。由于婴儿的大量涌入，导致孤儿院的护理人手严重不足，约17万的孩子在孤儿院恶劣的环境中成长。

1999年，波士顿儿童医院的儿科教授查尔斯·纳尔逊（Charles Nelson）首次探访了这些机构，看到了令人震惊的场景。因为人手严重不足，孤儿院只好用制度化的方式来管理婴儿。一个工作人员需要照顾至少15个，最多时甚至达到40个孩子，当时不允许护理人员抱孩子，并且不得以任何方式对他们展现出关爱，因为院方担心表现出关心会让孩子们想要更多。另外，一切事情都受到严格管制，一切都是机械化的，孩子们必须早上7点起床，7点半喂食，8点换尿布，排队在塑料盆里小便，留着相同的发型，不分性别。孩子们每天与他人接触的时间就是匆忙几分钟的喂食以及换尿布的时间，其他时间里，他们唯一的刺激对象就是天花板、墙面或是自己小床的栅栏。

许多欧美家庭收养了这些孩子，让他们得以在温暖、正常的家庭环境中长大。然而纳尔逊团队对这些孩子长达13年的追踪研究计划——"布加勒斯特早期治愈计划"的研究结果发现，早期在孤儿院里的经历给他们留下了巨大的创伤。首先，这些孩子的智商测试得分只有六七十分，而普通孩子是100分左右；其次，孩子们表现出大脑发育不完善的迹象，语言能力极度滞后。纳尔逊团队使用脑电图来测量孩子们的脑电活动，发现他们的大脑神经活动明显较少。最终得出结论：在没有情感关爱和认知刺激的环境中，人的大脑无法正常发育。

但纳尔逊团队的追踪研究也显示了另一个重要结果，即孩子进入安全和充满关爱的环境中，大脑的发育能够在不同程度上有所恢复。孩子越早进入适当的环境，恢复得越好。2岁前就进入抚养家庭的孩子，大脑的发育一般都能很好地恢复。而那些2岁以后才被收养的孩子，创伤几乎是不可逆的——从大脑发育、身体发育到社会适应，他们在各个方面都远远落后于正常儿童。

没有得到情感关爱的孩子进入安全和充满关爱的环境中，大脑的发育能够在不同程度上有所恢复。

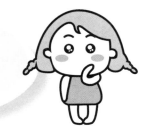

②. 青春期的大脑塑造

过去很长时间人们都认为，人类大脑在童年期就基本发育完成了。但通过科学的不断研究，现在我们知道，人类大脑的构建要花长达约25年的时间来完成。青少年时期，激素水平的改变不仅带来身体明显的生理变化，在我们看不见的神秘地带，大脑也经历着同等程度的巨变，这些变化深刻地影响着个体对周围世界的行动方式。

童年后期，大脑来到了第二个快速生长期。前额叶皮质长出新的连接，即突触，为大脑的塑造建立了新通路。这一轮生长之后要经历约10年的"修剪期"，贯穿了整个青少年时期。这个阶段较弱的连接被"修剪"，而较强的连接得到强化。在青春期，经过"修剪"后，前额叶皮质的体积每年大约缩小1%。青春期大脑的塑造为我们走上成年之路奠定了学习基础。

由于这些巨变发生在大脑进行高级推理和冲动控制的区域，青春期会出现显著的认知变化。背外侧前额叶皮质是重要的控制冲动的区域，也是大脑最晚成熟的区域之一，要等到20岁出头时才进入成熟状态。哈佛大学的研究者利娅·萨默维尔（Leah Somerville）和她的同事发现，当人从童年进入青春期时，其大脑内侧前额叶皮质在社交场合变得更加活跃，并在15岁左右达到峰值。此时，社交引起青少年大量的情绪反应，导致强烈的自我意识和应激反应。自我评价在青少年的大脑中有极高的优先级，而成年人的大脑对这种反应已经能够很好地适应，相比青少年能保持较好的情绪稳定性。

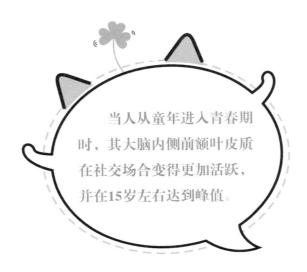

当人从童年进入青春期时，其大脑内侧前额叶皮质在社交场合变得更加活跃，并在15岁左右达到峰值。

　　大卫·伊格曼做过一项很有意思的实验：分别邀请成年人和青少年作为志愿者坐在一家商店的橱窗里，被路人盯着看，然后用测量皮肤电反应装置测量志愿者的焦虑水平。结果显示：青少年产生了比成年人更强的社交焦虑，即同样的体验，青少年产生的情绪反应更加强烈。青少年被人看时要焦虑得多，有人甚至颤抖起来。这个实验反映了青春期大脑发育过程中的细节。

　　除了对社交的在意和情绪敏感之外，青少年比成年人更爱冒险，更容易受到冒险行为的诱惑，这与我们应对奖励和激励的方式有关。青春期孩子的大脑中与寻求愉悦相关的脑区（如伏隔核）对奖励表现出越来越强的反应，与成年人大脑的活跃程度基本一致，但此时青少年大脑与决策、注意、控制情绪有关的眶额皮质的活动却如童年时期一样并未发育成熟。成熟的追求愉悦的系统，加上不成熟的眶额皮质，导致青少年在情绪上高度敏感，但在控制情绪的能力上明显不足。

青春期，青少年大脑的发展变化决定了他们对待世界的方式，其变得更容易受同伴影响，更加自我，也更爱冒险。

3. 成年后大脑还会改变吗？

到了25岁左右，大脑的发育基本完成。很多人认为，成年人的大脑就此定型。但实际上，我们的大脑依然会继续发生改变，大脑依然具有可塑性，人的经历会使它发生改变。

关于成年期大脑的研究之一是伦敦大学的神经科学家对伦敦的出租车司机进行的大脑研究。伦敦的出租车司机要通过4年的培训来通过全英国最艰巨的记忆任务之一——"伦敦知识"考试。该考试要求有志从事出租车司机工作的人记住伦敦庞杂的道路，外加所有可行的排列组合。考试难度在于知识点覆盖了贯通伦敦全市的320条不同路线、25 000条大街、20 000个地标和兴趣点，包括宾馆、影剧院、饭店、大使馆、警察局、体育设施等，以及任何一个乘客可能想去的地方。参加知识考试的学员一般每天要花3~4个小时记忆预设行程。接受这一挑战，通过考试的结果是他们的大脑发生了明显的变化。研究发现，由于不断增强的空间记忆，他们的海马体后部比未参加考试的对照组大了许多。除此以外，研究人员还发现出租车司机做这份工作越久，大脑该区域的变化就越明显。结果表明，这些司机不是在进入这一行时海马区就大于常人，而是后天训练和实践带来的变化。

此外，研究人员对20世纪最著名的大脑——爱因斯坦的大脑进行了研究，发现他的大脑在皮质里形成了一道叫作"奥米伽标志"（其形状像希腊字母 Ω）的巨大褶皱，掌管左手手指的区域扩大了，这源于他的小提琴爱好。高水平的小提琴手大脑里的这道褶皱都会扩大，因为他们集中地发展了左手手指的精细灵巧性。而钢琴家的左右脑都出现了奥米伽标志，因为他们的左右手都经过了精细训练。

　　人类大脑褶皱的形状基本相似，但在更精妙的细节上对每个人都进行了个性化的塑造，你的阅历、知识、工作、交友……每一个生活经历都在你的大脑里留下了痕迹，而这些微不足道的痕迹积累起来，最终造就了现在的你。

第三章 ▶

大脑工作的能量

大脑作为人类身体最重要的组成部分，在生理活动过程中，与其他部位一样，也需要通过消耗能量完成其功能。大脑功能运作的同时意味着大量能量的消耗。换句话说，能量供给不足将严重影响大脑的功能运作。由于大脑在生理活动过程中的重要地位和在能量代谢中的特殊性，与其他组织相比，大脑的能量代谢更具有特殊的意义。能量代谢不仅关系到大脑的工作状态，影响机体的正常活动，还会影响到个体的思维活动、情感表现和行为。

一、大脑能量代谢

大脑时刻都在工作，即使是我们睡觉的时候也在不停地运转，这就需要大量能量持续不断地及时供应。大脑重量只占人体总体重的2%，但大脑血流量占心脏输出量的15%，耗氧量占全身总耗氧量（约250毫升/分）的20%。脑组织的能量主要是靠葡萄糖的氧化来供应的，在正常条件下，脑组织只会利用血液中的葡萄糖作为能量来源。脑中糖原储存量非常少（小于0.1%），所以必须依赖血液循环提供的葡萄糖作为能量原料。

大脑细胞必须依赖葡萄糖的有氧氧化产生二氧化碳（CO_2）、水（H_2O）和三磷酸腺苷（ATP）。大脑内ATP（脑细胞直接可以利用的能量形式）的含量很高，它的合成和利用都非常迅速，由于脑组织主要依赖血糖的有氧氧化供给能量，所以它对缺糖和缺氧均极为敏感，因此氧气的供给一刻不能中断。短时间的脑血液供应不足或中断，就会影响脑的正常生理活动，导致脑功能障碍；长时间的血液供给障碍，将导致神经细胞的损伤和死亡。

二、大脑能量代谢的生理学特点

大脑是身体中能量代谢效率最高的器官，在生理条件下，大脑的血液供应量和耗氧量远远高于其他组织和器官。大脑组织丰富、高效的血液供应是保证大脑能量代谢和生理活动的最基本条件。

大脑组织中能量代谢包括能量应用代谢和能量合成代谢。其代谢的生化过程与机体其他组织的代谢形式基本相同，都是通过线粒体的氧化还原过程，使腺苷磷酸化，产生ATP，供大脑组织维持生理活动应用。大脑组织的能量合成过程就是利用血液供应的基本能量物质——葡萄糖和氧，经过一系列的氧化过程，使葡萄糖被氧化，在此过程中产生能量，再经磷酸化合成可以被大脑组织利用的能量形式——ATP，这一过程又称为氧化磷酸化。

大脑能量的合成代谢过程有两点有别于其他组织：首先，大脑能量合成依赖的原料是血液供给的葡萄糖，因为葡萄糖能很容易地通过血脑屏障，而其他大分子能量物质不容易通过血脑屏障，所以大脑不能像其他组织一样通过其他途径广泛利用能量物质；其次，大脑组织中几乎不能进行糖的无氧代谢，只在有氧存在的条件下，能量合成才能够顺利进行。因此，大脑组织中血液的充分供应以及葡萄糖和氧的不断补充是大脑能量代谢的基本保证。

大脑就相当于一部智能手机，当然我们的大脑要比智能手机复杂得多。现代社会中的人类大脑对生活环境的应对相较于以前，虽然使用场景更多了，但其耗能的速度更快，负荷也更大。以前人们生活的丰富度远远不如今天，相当于开启了"手机"的超级省电模式：屏幕是黑白的，只能打电话、发信息，因此耗电量较少。而现在的"手机"已经远远不止接听和拨打电话的功能了，打游戏、看电影、追剧、听音乐、看书、画画、上网冲浪……能做的事情越来越多，"手机"负载变大，耗电量也变大，这也意味着当手机不堪重负时，运行效率也会变低。如果不给"手机"及时充电，"手机"就会因电量不足而关闭很多功能，自动进入省电模式甚至关机来保护自己。此时大脑将不再能应对现代化快节奏的日常生活。此外，如果长期不能供应充足的电量还可能导致"手机"永久性的损伤。所以如果长期处于能量供给不足的情况，大脑的功能区域就可能会出现短暂性或永久性损伤，直接影响大脑的正常生理活动。因此在现代社会，我们的大脑更需要及时补充能量，保证高效运行。

三、大脑能量代谢与相关疾病

由于能量代谢在保持大脑生理功能过程中具有十分重要的作用，所以大脑组织对能量供应的变化反应十分敏感。大脑能量代谢异常与多种神经精神疾病密切相关。大脑能量代谢与脑组织和神经系统疾病的关系可以分为两个方面：一是脑组织病变对能量代谢的影响，二是能量代谢的异常变化对神经系统功能的影响。近年的研究结果表明，脑组织病变最常见的原因是长期压力导致皮质醇激素水平异常升高；脑外伤、脑缺氧等导致线粒体（细胞进行有氧呼吸，将葡萄糖转化为ATP的主要细胞器）的损伤和功能的变化，形成能量代谢障碍；神经元细胞失活以及突触连接减少使前额叶皮质萎缩，进一步加重脑部疾病恶化。研究发现，多种神经精神疾病，如精神分裂症、重度抑郁症、阿尔茨海默病（AD）、帕金森病（PD）等与线粒体能量代谢功能变化密切相关，特别是衰老与脑线粒体能量代谢异常变化有密切关系。

大脑缺血性疾病导致脑组织损伤的直接原因就是大脑能量合成物质（如葡萄糖、氧气等）的供应缺乏。这种能量生成的原材料不足直接导致能量产生不足，造成大脑能量供应减少，神经细胞功能下降，产生或加重多种脑部疾病症状，由于能量生产供应不足导致神经细胞功能障碍，进一步引发大脑缺血性疾病的发展，形成恶性循环。导致大脑缺血的原因有很多，如动脉粥样硬化、高血压、高血脂和糖尿病等，但过度用脑和情绪激动等，也是导致大脑缺血的重要原因之一。

　　大脑能量耗竭以及代谢障碍离我们的生活并不遥远，如个体处于持续压力的情况下，自主神经系统中的交感神经系统就会被激活，释放压力激素，提高个体的警觉性和应激性。同时自主神经系统的另一半——副交感神经系统被抑制（副交感神经系统主要负责促进生长和能量储存），当副交感神经系统被长期抑制，我们身体的能量储存就会出现问题，导致神经元活性降低甚至失活，引起神经精神疾病的发生，如失眠、注意力障碍、记忆力衰退、情绪障碍、精神分裂症、阿尔茨海默病和帕金森病等。

　　　　　大脑能量的合成与代谢是大脑功能正常运行的基础保障，能量的来源又高度依靠整个身体的协同合作，所以本书中提到的能量不仅仅指大脑所需的能量，还包括身体所需的能量，即体能，但相较于其他身体部位，大脑对能量的敏感性更高。

第四章 ▶

大脑工作出错了
——注意缺陷多动障碍

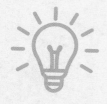

自人类进入信息时代，孩子和家长就在努力应对高速发展的社会文化信息与我们进化缓慢的大脑之间的巨大冲突。近500万年来人类大脑的进化主要是为了应对社会变化下的人类劳动所需。短短200多年间，人类文明经历了高速迭代发展，发达的生产力水平已经基本将人类从繁重的体力劳动中解放出来，社会价值开始更多地体现在需要大量消耗脑力的创造性工作中。随着社会竞争越来越大，对脑力工作的要求也越来越高，我们的大脑需要处理的信息越来越多，这些都让我们的大脑时常疲惫不堪，并最终不堪重负，出现错误。

像前面提到的，虽然随着个体发育，大脑的体积和功能逐渐成熟稳定，但基于先天遗传特质和环境影响，大脑的发育过程并非是一帆风顺的。在儿童期，最常见的大脑工作出错就是注意缺陷多动障碍。

一、注意缺陷多动障碍的表现

注意缺陷多动障碍（attention deficit and hyperactivity disorder，ADHD）是一种常见的神经发育和行为障碍性疾病，发病率为6%~11%，其核心症状包括注意力不集中、健忘、易冲动、主动注意力持续时间短、坐立不安和多动。

其具体表现包括情绪控制能力差，自我激励、自我动机差，主动控制和抑制能力障碍，时间管理和组织能力缺陷，畏难情绪和成瘾性高。个体常会出现认知灵活性障碍，即不能在两项不同操作规则的任务和心理定式间灵活转换以完成同一认知资源的任务，还可能出现执行功能障碍，即提前思考、计划、组织、制定策略、改正错误、识别他人感受并做出反应的能力差。

主动控制和抑制能力障碍对低龄儿童的影响非常大，如果没有外界的及时干预，到了青少年时期这些儿童很容易发展成对立性违抗障碍和品行障碍。主动控制能力指的是个体在面对一些情境时，能够有意识地克制自己的直觉"首选"反应，而选择做出更有长远利益的"次选"反应的能力。它涵盖了个体对注意力、情绪、行为等的自主调节能力，是个体自控力的一个方面。

抑制能力是指抑制个体冲动情绪和不当行为的能力。根据抑制对象不同，我们可以把抑制控制分为五种类型：注意抑制、记忆抑制、动机抑制、行为抑制和冲动抑制（图4-1）。

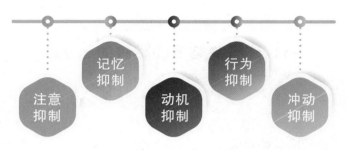

图4-1　抑制控制的五种类型

◎**注意抑制**

儿童能够排除非相关信息的干扰，将注意力集中在与当前认知行为相关的事件和信息上。

◎**记忆抑制**

使儿童排除长期记忆中的前摄干扰，同时让儿童剔除工作记忆中非相关刺激的干扰。

◎**动机抑制**

使儿童抑制不合理的动机，为实现更长远、更健康的目标而暂时抵制当前诱惑。

◎**行为抑制**

使儿童按照标准、规则完成相应操作，控制无关行为或者不合理行为的出现。

◎**冲动抑制**

使儿童在面对因为突发事件、人际交往以及环境变化等所产生的情绪波动时，能够快速平复情绪并做出正确、合理反应的抑制机制。

二、注意缺陷多动障碍的常见病因

ADHD是先天因素和后天因素、生物学因素和环境因素、先天性格和不断变化的社会背景共同作用的结果，可由单个或多个不同的因素诱发。

1. 家族遗传

ADHD的遗传风险很高。2014年基于瑞典对接近6万名孪生孩子的研究表明，ADHD的遗传风险高达88%；而过去多个流行病学研究也发现，ADHD的遗传风险从最低的72%到80%不等。

超过40%的ADHD患儿父母同样表现出明显的ADHD症状，这种情况下，自身也缺乏组织能力和过度情绪化的ADHD患儿父母更难很好地掌握并实施科学系统的管教方式。

2. 环境影响

孕妇过量饮酒、抽烟以及暴露于有毒化学物质中，如有机磷农药、含双酚A的硬塑料产品、铅、汞等，以及早产等因素都是ADHD的发病诱因。

3. 生物因素

◎ 大脑重要结构的不均衡发育

从某种意义上来说，注意缺陷多动障碍患儿的大脑发育较慢。一些脑扫描研究显示，患有注意缺陷多动障碍的儿童和成人的平均脑容量通常比正常发育的个体小。一般前额叶皮质在6岁左右达最大厚度，但注意缺陷多动障碍患者的前额叶皮质厚度到9岁或更晚才达到最大，甚至有一部分患儿到了青春期前额叶皮质的厚度仍小于正常人。

◎ 大脑中重要化学物质不足

多巴胺是大脑中的一种核心神经递质，是注意力和动机的基础，与动机、努力和自我调节直接相关。研究发现，注意缺陷多动障碍患者的大脑中，存在于那些与记录奖赏、保持专注和注意力相关的神经通路中的多巴胺受体明显较少。

4. 家庭教养方式

家庭教养方式对注意缺陷多动障碍患儿的症状以及其未来的行为模式有重大影响。一项研究发现，从婴儿时期开始，家庭教育方式就影响着注意缺陷多动障碍症状的发展：父母给予的温暖越多，婴儿后期的相关症状越少。

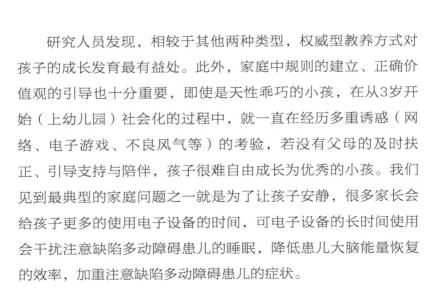

家庭教养方式一般可分为：

权威型——将温暖融入明确的界限
和强有力的引导中
专制型——太多限制和太少的温暖
放任型——温暖但缺乏明确的界限

　　研究人员发现，相较于其他两种类型，权威型教养方式对孩子的成长发育最有益处。此外，家庭中规则的建立、正确价值观的引导也十分重要，即使是天性乖巧的小孩，在从3岁开始（上幼儿园）社会化的过程中，就一直在经历多重诱惑（网络、电子游戏、不良风气等）的考验，若没有父母的及时扶正、引导支持与陪伴，孩子很难自由成长为优秀的小孩。我们见到最典型的家庭问题之一就是为了让孩子安静，很多家长会给孩子更多的使用电子设备的时间，可电子设备的长时间使用会干扰注意缺陷多动障碍患儿的睡眠，降低患儿大脑能量恢复的效率，加重注意缺陷多动障碍患儿的症状。

⑤. 社会因素——学校教育

专注力的保持、不良情绪的控制要消耗大量脑力，而目前的教育环境下，大多数学校因为学科教育压力的增加，占用了大量体育活动、艺术和音乐课的时间，同时学业压力、竞争压力的增加导致课堂容量也越来越大，课堂节奏越来越快，家长、老师对成绩的要求越来越高，对犯错误的容忍度却越来越低，留给孩子们给大脑充电并主动思考与反思的时间越来越少。同时，随着义务教育的全面普及，电子教学设备的大量应用，影响孩子们注意力水平的因素也越来越多，最终导致注意缺陷多动障碍患儿大脑一直处于疲惫状态，更难以保持专注力，控制不良情绪。

三、注意缺陷多动障碍在患者一生中的演变

在不同年龄段，ADHD患者的症状表现有所差异，对患者的生活、学习等社会功能的影响也有所差别。

学龄前：睡得晚，起得早，停不下来，一直动，玩乐或听故事时注意力不集中，胆子大，毫无畏惧，健忘且无法听从指令。这些表现往往被家长误认为是孩子淘气的天性。

　　6~12岁：面对学校的各种约束无法适应。上课注意力持续时间短，坐不住，无规则意识，影响周围的同学，经常接话、插嘴，忘记作业，丢三落四，有始无终。由于注意力不集中、易冲动和缺乏自我调控能力，严重影响学习效率和考试成绩。社交慢热带来交友困难，容易被同龄人孤立和排斥，识别他人感受的能力较弱，加上易冲动的个性，导致与同学和老师的频繁冲突。以上诸多的问题也常常会使患儿家长陷入长期焦虑，导致最后进入一种"习得性无助"的状态，直接影响亲子关系、夫妻关系、家校关系，使家庭系统进入"恶性循环"。

　　12~18岁：不那么好动，但依旧粗心，畏难情绪加重，由于课业难度加大，可能产生明显的厌学情绪。做事没有条理性，拖沓、懒散，在青春期的加持下更容易产生焦虑、抑郁的情绪，自伤、自杀的概率更高，寻求刺激和冲动的人格伴随各种反社会行为倾向的比例逐渐攀升，极易沾染各类成瘾行为。

　　成年期：多动的躯体性症状逐渐消失，但其他更严重的症状表现出来，如强烈的心理不安，注意力难以集中，导致无法完成复杂性任务，冲动以及计划能力差，时间观念差，自律性差，自我管理能力不足，人际交往能力不足等，这些导致ADHD的成年患者在工作、事业与生活中举步维艰。

四、注意缺陷多动障碍的治疗

药物治疗：对于中重度注意缺陷多动障碍患儿，药物治疗在早期方案中为首选，用药要谨遵医嘱。

行为治疗：除药物治疗外，其是目前已证实对儿童和成人注意缺陷多动障碍最有效的治疗方式，可有效替代和补充药物治疗。行为治疗的原理可以参考工程学思维在生活中的运用，在治疗中通过将复杂问题逐一拆解为最小可执行方案，帮助注意缺陷多动障碍患者全面提高。下面列举了一些我们在行为治疗中常见的问题及应用技巧。

1. 规则制定的原则

◎品行规则的制定原则

品行规则的制定要具体化、生活化，明确生活中哪些事情是绝对禁止的，并制定出明确的惩罚措施，如对小偷小摸、说脏话、欺负弱小等的惩罚措施。

◎任务规则的制定方法

任务目标：目标不宜过大过长远，应着眼于孩子的最近发展区①，为孩子提供合适难度的内容，调动孩子的积极性，发挥其潜能。

任务时间：任务时间不宜过长，以孩子主动注意力能持续的时间为单位设定，并设定时钟计时。每个任务进行时，用时钟提醒，让孩子看得到，每个任务完成后及时休息，避免疲劳作战，提高效率。

②. 规则执行的方法

家长在制定规则时常常只是负责制定，当孩子没有完成时就开始急躁、抱怨、批评甚至打骂，导致亲子关系的对立。长此以往，孩子在连续受挫后，不再愿意遵守父母制定的规则，我行我素，并加剧拖拉、懒散等行为习惯。家长在孩子执行规则时，应鼓励孩子先自己进行尝试，当孩子出现畏难情绪时及时给予帮助，在任务执行的过程中多观察、少催促，适当提醒，给予孩子足够的时间，任务完成后跟孩子一起总结经验。

---

① 维果茨基的"最近发展区理论"，认为学生的发展有两种水平：一种是学生的现有水平，指独立活动时所能达到的解决问题的水平；另一种是学生可能的发展水平，也就是通过教学所获得的潜力。两者之间的差异就是最近发展区。

3. 奖惩分明

　　首先在任务中合理运用奖励机制。对于注意缺陷多动障碍的孩子，家长应尽量让孩子的生活简单化、结构化，将孩子日常认为理所应当的丰富物质条件逐渐变为通过努力完成目标任务才能得到的奖励，通过言语配合，对孩子的具体行为进行认可和鼓励，以建立孩子的自信。在孩子完成当日目标后可以给予即时的简单奖励，如小点心、玩耍时间等。同时也要注意逐渐培养孩子延迟满足的能力，增强孩子的承压力。

　　对于行为的细节以鼓励为主，在低龄段多关注实施行为的具体过程，做到躬亲示范——共同完成——陪伴指导——放手信任；在孩子青少年时期，家长应减少对过程细节的过度关注和干预，只把控方向，做到信任——认可——尊重；与品行道德相关的事件要明确边界，奖惩分明，设立相应的惩罚制度，对越界行为不姑息、不纵容，及时指出错误并指导改正。

4. 如何应对畏难情绪

家长要"蹲下来",从孩子的视角看到他们所面对的各种困难,只有先找到问题的根源,才知道如何下手解决问题。帮助孩子"拆解"困难,将问题"拆解"为孩子能建立自信的最小任务难度,在完成过程中对具体困难提供指导,并合理运用奖励机制(奖励的形式可以是语言、物质以及孩子喜欢或是想做的事情),帮助自我激励不足的孩子在逐渐完成任务中建立自信,产生内在动机。

5. 如何应对执行功能障碍

通过训练提高工作记忆、认知灵活性、抑制控制能力。

◎ 工作记忆训练

工作记忆训练即短时记忆+信息处理能力训练。

首先,短时记忆的训练应尽可能多地调动感知觉(视觉、听觉、触觉、嗅觉、味觉),刺激大脑皮质各个跟记忆相关的区域,使感知觉之间叠加的程度记忆更深刻。

其次,通过短时间内反复练习,反复刺激,直到短时记忆转化为长时记忆并最终形成自动化的习惯。

信息处理能力训练包括注意力持久性训练,视觉空间训练,数字、词语广度训练,选择反应训练,阅读训练等。

◎ 认知灵活性训练

发散性思维训练和逆向思维训练能锻炼孩子的大脑功能,

练习从不同角度和侧面分析考虑问题的能力，增加思维视野的维度，不为定式所左右，举一反三，触类旁通。

　　◎抑制控制训练

　　抑制控制训练包括：冲动抑制训练、规则约束训练、延迟满足训练。

　　作为个体执行功能的核心成分之一，抑制控制（inhibitory control，IC）在幼儿期快速发展。抑制控制主要包括反应抑制和干扰抑制。在注意缺陷多动障碍患儿的行为训练中，常常运用游戏训练法，在抑制游戏中完成训练目标，并逐渐迁移到其他任务上（Stroop任务、听觉数字广度测验、瑞文彩色推理测验等）。研究表明，抑制控制训练能够提高幼儿在生活中的整体表现。

6. 注意缺陷多动障碍孩子的家庭作业辅导技巧

　　不提作业母慈子孝，一提作业鸡飞狗跳。这是多少个学龄期儿童家庭共同面临的困扰，这个问题在注意缺陷多动障碍患儿的家庭中更是突出。对于注意缺陷多动障碍患儿家庭的父母来说，因为孩子在校的糟糕表现，经常会被外界误认为孩子所有的问题是来源于家庭管教不当，所以注意缺陷多动障碍患儿的父母面临更大的教育压力，往往一回家就跟孩子"战斗"在书桌前，工作忙了一天精疲力竭，回家又面临着一场新的"战役"，往往这场"战役"还总是以失败告终……

　　那么作为家长究竟该怎么帮助孩子更高效地完成作业呢？我们需要了解并关注以下几点：

孩子需要我们的帮助去
解决问题，而不是一遍遍的
催促、抱怨、比较和嘲讽。

◎ 放下身段理解孩子

　　家长首先要认识到孩子并不是在作业问题上故意和家长、老师作对，而是确实遇到了自己无法解决的困难。注意缺陷多动障碍患儿在完成作业所需要的两项必备认知技能（工作记忆能力和执行功能）上的问题尤其突出。工作记忆能力较差是很多注意缺陷多动障碍患儿不能顺利完成多步骤指令的原因。而执行功能包括提前思考、计划、组织、制定策略、改正错误、识别他人感受并作出反应。因为认知能力的缺乏，所以对普通孩子来说都需要提醒才能规范地完成作业这件事放在注意缺陷多动障碍孩子身上更是困难重重。

　　因此，家长在作业辅导上首先要做的是理解孩子，降低心理预期。降低了心理预期，认识到让注意缺陷多动障碍孩子在做作业时依靠自己就能有很好的计划性和自律性是不可能的，这样家长就能大大减少焦虑和急躁情绪。孩子需要我们的帮助去解决问题，而不是一遍遍地催促、抱怨、比较和嘲讽，并且在对待孩子的学业问题上，家长要时刻提醒自己，不要用自己的思维去想当然，尝试站在孩子的角度去看问题，理解孩子。对于孩子来说，所有的知识都是第一次接触，每个孩子大脑发育的速度也不一样，对问题的理解、看待世界的方式，孩子有自己的视角，你觉得简单是因为你站在成年人的视角。换位思考，你能保证如果你处于孩子的年龄，第一次接触这些知识，真的就能做得比孩子更好吗？当家长放下身段，理解孩子，保持稳定的情绪客观地看待问题，很多问题也就迎刃而解了。

◎给孩子创设适宜环境，减少干扰

想让注意缺陷多动障碍孩子专心，家长首先要给孩子一个适宜的学习环境。给孩子一套合适的桌椅，调到适宜的高度，放在合适的位置。看看孩子坐下后的视线是否直对窗外和街道；坐在孩子的位置看看环境内是否有容易干扰孩子注意力的课外书、手机、平板电脑、玩具等；在孩子规定的作业时间内，不要询问或者给孩子水、零食水果等，尽量避免人为干扰孩子。在低年级段，注意缺陷多动障碍孩子更需要家长的帮助，家长应尽量给予陪伴，完成简单作业任务时，家长可以自己看书阅读（切忌玩手机、看平板电脑），完成难度比较大的作业任务时，家长可以给予相应的协助。

◎适量运动，先给大脑充电

注意缺陷多动障碍孩子在经过一天紧张的学校学习生活后，大脑已经非常疲惫了。在做作业之前，应该先给孩子40分钟到1小时的运动时间，比较适合的运动形式是有氧运动、感觉统合训练、球类训练（乒乓球、羽毛球、篮球、足球等）、对抗性运动等。这些运动可以帮助孩子更快地恢复能量，提高专注力。

◎明确时间任务规划

对注意缺陷多动障碍孩子，作业时间和任务要明确并且细化，和孩子约定一个固定的作业完成时间，并且根据作业难度把每项作业任务再细化成15~20分钟的小任务，将任务计划一起写好并挂在显眼的位置。每个任务时间段结束后，检查完成进度，完成后有5~10分钟的休息时间。按照规划好的时间表严格执行，设立相应的奖惩制度，在完成过程中按照任务时间表定好闹钟，避免每天一遍一遍地重复催促。

◎建立作业奖励制度，强化行为规则

对于注意缺陷多动障碍孩子，适当的奖励制度可以刺激孩子的大脑，让孩子的大脑保持兴奋，从而能够保持一段时间的专注。这个奖励的内容在行为治疗中就叫做强化物。在开始阶段，奖励机制的有效性主要取决于强化物的有效性，随着时间的推移，要使孩子逐渐摆脱对人为强化物的依赖。在每天做作业之前，和孩子共同约定每完成一个计划任务相对应的积分或者零食、游戏或者实物奖励，并且按照约定严格执行。开始阶段，孩子可能并不觉得保持安静、合作或者服从本身具有内在激励作用，这是正常现象，也是注意缺陷多动障碍患儿的特点，在这个过程中家长需要明确制度规则，不可以半途而废或者心软偷懒，保持足够的耐心，关注孩子一点一滴的进步。

需要注意的是：

很多家长对强化物（奖励）的使用存在误区，误认为强化（奖励）构成"行贿"，其实这是因为看到有人不恰当地使用强化（奖励），也没有逐渐减少强化计划。强化对每个人都有激励作用，在日常生活中它可能是薪水、爱好、假期或他人的陪伴。我们之所以会感到心满意足，正是由于生活中各种强化物的作用。

7. 当产生冲突，孩子情绪爆发时如何应对

　　首先尽量避免激化矛盾引爆孩子的情绪。家长应先学会控制自己的情绪，就事论事，少评判甚至不评判，家长先脱离"战场"给孩子一个冷静期，或者转移孩子的注意力，做一些别的事情，等情绪平复后再来复盘矛盾点。作为家长，我们的最终目的是解决问题，而不是发泄情绪，所以父母要学会放低姿态，学会"蹲下来"用孩子的视角看问题，与孩子平等、有效地交流。

第五章▶

大脑工作出错了
——焦虑

一、现代人焦虑的来源

2019年2月，医学顶级学术期刊《柳叶刀·精神病学》发布了中国首次全国性精神障碍流行病学调查报告，报告显示，我国成人焦虑障碍的患病率最高，高达7.57%。与20世纪80年代、90年代的调查结果比较，患病率明显提高。

经过几千年的文明积累，在现代社会丰富的物质条件、发达的生产力下，人们几乎已经不会再为吃不饱肚子、穿不暖衣服发愁，但为什么人们反而更加焦虑了呢？

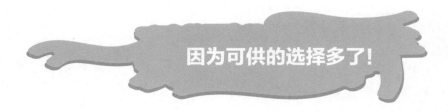

因为可供的选择多了！

回顾20世纪六七十年代，那个时候"焦虑"一词很少出现。在计划经济的年代，人们的生活、学习、工作相对简单，一个岗位做一辈子，没有太多的刺激，也没有太多的功利，更没有无底洞似的人性欲望。那时几乎事事躬亲，买菜做饭、洗衣打扫……无论是出行还是传递消息，渠道都较为单一，效率也普遍低下，但生活却简单、充实。那个年代没有外卖，没有家政服务，没有便利的交通，没有高效的通信手段，更没有铺天盖地、眼花缭乱、真假难辨的信息流，人们更容易获得满足，内心的"幸福感"更高。这样的生活状态在长达10年、20年的时间里基本没有太大的变化，人们对世界的认知基本是"确定"的。

改革开放以来，人们的思想开始解放，物质生活越来越富足，生活被大量的新生事物填满，变得丰富多彩。我们开始为买哪件衣服更漂亮、去哪家饭馆吃的更愉快、用哪款手机更有面子、开哪个品牌的车更有范儿而发愁了，需要人们做选择的事情也越来越多了。工作、生活中的变数越来越大，人们对世界的认知变得"不确定"了！

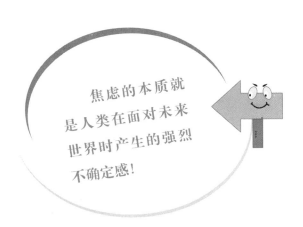

焦虑的本质就是人类在面对未来世界时产生的强烈不确定感！

正常的焦虑情绪每个人都会有，也是我们大脑在应对突发事件时给自己打的"兴奋剂"。当我们面对压力时，下丘脑会分泌一种"压力激素"——糖皮质醇，能在短期内增加个体的觉醒、专注、精力和动力，高效地解决面对的问题。这种正常的焦虑情绪往往是由一些具体的压力性事件或明确的威胁引发的，持续时间短，不伴有躯体症状，具体事件结束或威胁解除后这种情绪就会消失。

二、焦虑症的症状表现

正常的焦虑情绪每个人都会有，但另一种情况就不一样了，如：

"我肚子痛。"

"我呼吸不上来了。"

"我胸口闷得很，喘不上气。"

"我头好晕，天旋地转，还很痛。"

"我心跳好快啊，四肢颤抖得厉害，我感觉快死了。"

……

如果去医院检查，医生会建议去精神科看看，因为身体所有器官都是好的。当出现这些常见的不舒服的症状，但又检查不出来确切、具体的身体疾病时，往往就有可能是焦虑症发作的躯体表现。

焦虑是大脑认知系统对既往同类事件的不好经历或通过逻辑推断产生强烈不好预期的一种思维体验，并通过自主神经系统（交感神经系统和副交感神经系统）对身体进行调节。交感神经系统受到刺激会引起皮肤末梢和腹腔内脏血管的收缩，瞳孔变大，抑制胃酸分泌和胃肠蠕动，使人体心脏搏动加强、加快，新陈代谢增强，肌肉工作能力增加；副交感神经系统兴奋时，会使心率降低，心跳强度变弱，加强胃肠蠕动，促进消化液的分泌，引起支气管平滑肌收缩、瞳孔缩小等。副交感神经的存在帮助储备我们身体所需的能量，让身体拥有充足的能量。

交感神经和副交感神经在功能上具有拮抗性质。交感神经系统兴奋时副交感神经系统被抑制，身体就处于应激状态；副交感神经系统兴奋则会使交感神经系统被抑制，个体就处于相对平静、储备能量的休息恢复状态。

焦虑症可分为广泛性焦虑（慢性焦虑症）和惊恐发作（急性焦虑症）两种形式。

焦虑症的主要表现

无明确客观对象地紧张担心，坐立不安，运动性不安，还有自主神经功能失调症状，如心悸、手抖、出汗、尿频等。焦虑症常伴有睡眠障碍，如入睡困难、易惊醒、做恶梦。

惊恐发作时，会出现濒死感或失控感。在正常的日常生活中，患者几乎跟正常人一样。而一旦发作时（有的有特定触发情境，如封闭空间等），患者突然出现极度恐惧的心理，体验到濒死的感觉（晕倒、肌肉僵硬、心悸、面色潮红或苍白、大汗淋漓但有意识）。

三、焦虑症的主要特点

焦虑症是一种病理性焦虑，不是由实际威胁所引起的紧张甚至恐惧，患者的内心体验是泛化的，无原因地紧张、害怕，其恐惧程度与现实情况很不相称。

焦虑症指向还未发生的事件，感觉到似乎某些威胁即将来临，但是患者自己却找不到存在的具体威胁或危险。焦虑症的症状持续时间长，会不定期反复发作，发作前有一定的诱因，比如睡眠不好、疲劳过度、饮食不规律、情绪激动等。一旦出现明显的焦虑症状，越早诊断，越早治疗，预后就越好。

四、青少年患者的具体表现

青少年群体的焦虑症患者更需要引起重视。现在的社会环境下，孩子们承受的压力并不比成年人少，但他们解决问题的能力却有限。近几年，焦虑症的患病年龄明显呈现出低龄化趋势，这需要老师和家长们提高警惕。

（1）经常因肚子不舒服、头昏头疼、恶心呕吐、胸痛、失眠、食欲下降等问题请假不去上学，但去医院多次检查又没有明显的身体原因。在家休息两天后躯体症状能有所缓解缓解，一上学症状又开始反复。在孩子出现躯体症状的早期，如果家长、老师不引起重视，及时干预，后期孩子可能出现明显的厌学情绪，从短暂频繁地请假到长时间请假，面对学业孩子产生更多的自卑情绪，影响人际关系，形成恶性循环，直至休学，并产生抑郁等更多情绪问题。

（2）返校困难。过完愉快的周末要返校时情绪明显低落或暴躁，不愿意去学校，一到校门口就会出现躯体不适症状，如呼吸困难、心跳加速、手心出汗、四肢麻木等，无法顺利进入学校。同时，孩子还可能出现失眠、早起困难、食欲下降、反应变慢、记忆力下降、提不起精神等脑功能衰退的症状，这往往预示着焦虑症状的加重，需要及时干预。

五、焦虑症的病因

焦虑症的发病原因目前尚不明确，可能与遗传因素、个性特点、认知过程、躯体疾病、不良生活事件、应激事件等相关。其发病原因主要可概括为以下三个方面：

（1）遗传因素：焦虑症患者血缘亲属中同病率为15%，远高于健康个体；双卵双生子的同病率为2.5%，而单卵双生子为50%。大多数学者认为，焦虑症是环境因素与易感素质共同作用的结果，易感素质则是由遗传决定的。

（2）负性的心理认知过程（如自卑、胆小怕事、谨小慎微、消极心态等）在焦虑症的形成中起着极其重要的作用。焦虑症患者常常将事件本身甚至是良性事件的认知解释成将会发生在自己身上的坏事、失败、危机等负面事件，并低估自己处理消极事件的能力，在应对时不会去积极解决，而是选择拖延或是逃避，形成心理认知层面的恶性循环。

（3）焦虑状态下大脑中的交感神经系统被激活，会释放甲状腺素、肾上腺素和去甲肾上腺素来应对恐惧。肾上腺素中有一类应激激素叫糖皮质醇（压力激素），这种激素短期内可以增加个体的觉醒、专注、精力等，但长期高浓度水平的压力激素对大脑来说就变成了神经毒素。

首先，糖皮质醇可以使大脑产生谷氨酸。正常情况下谷氨酸是一种人体所必需的重要化学物，但是当它过量时，会使大脑产生自由基攻击脑细胞，就像氧气导致金属生锈一样，毒害大脑神经细胞，使它们失活。

其次，糖皮质醇可以阻止脑源性神经营养因子（BDNF，是一种维持现存神经细胞健康并刺激形成新的脑细胞的蛋白质）的产生，阻止海马体内新神经元细胞的生成。

糖皮质醇也会使前额叶皮质萎缩，影响前额叶皮质的功能。

另外，高浓度糖皮质醇还会增加血脑屏障的通透性。血脑屏障是一组高度特化的细胞，它们是大脑的"禁卫军"，绝不会轻易让任何对大脑可能产生伤害的物质随便进入。这种半渗透过滤器可以保护大脑免受有害物质的伤害，同时让所需的营养物质进入大脑。血脑屏障的通透性增加，会使有害物质（病原体、重金属、化学物质和各种神经毒素等）进入大脑，进一步加重其他有害物质对大脑神经细胞的伤害。

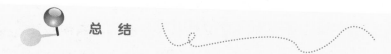

总 结

以上这些因素都会让大脑神经元细胞活性降低甚至失活，神经元细胞功能的减退会使神经元细胞相互之间的生物电传导、化学信息传递出现功能障碍。2007年，国际权威科学杂志《自然》发表的中国科学院上海生命科学研究院神经科学研究所客座研究员、美国杜克大学教授冯国平的研究成果首度揭示了强迫、焦虑和抑郁的生理机制，指出"皮质—纹状体—丘脑—皮质回路"出现信息传导不畅是产生焦虑、抑郁、强迫的病理原因。在"皮质—纹状体—丘脑—皮质回路"中的信息传导不畅指的就是生物电信号传导异常。

六、青少年焦虑症的应对

首先要知道的是焦虑症是神经症中治疗效果相对较好、预后较好的疾病。通过药物治疗和心理治疗，焦虑症是可以治愈的。

1. 应对策略

焦虑症患者应通过不断学习，拓展知识面，提升解决实际问题的能力。生活中重视动手能力的培养，尽量做到客观、务实。

2. 应对技巧

（1）及时就医，谨遵医嘱，不要讳疾用药。

（2）药物治疗治标、心理治疗治本，两者缺一不可。通过心理干预，进行有针对性的精神康复训练，学习在发作时进行自我放松的方法，改变固有的负性思维模式，少想多做，尽量关注当下而不是未来或过去，减少自我评判、自我反刍，增强解决实际问题的能力，多进行户外运动，增强大脑应对自发产生的负面情绪的能力。

（3）正念冥想可以锻炼注意力和意识，让情绪冷静、大脑清晰，从而保持相对稳定的状态。此外，还有生物反馈治疗、放松治疗等。

（4）家长应在平时的生活中及时了解并观察孩子遇到的具体困难，帮助孩子解决困难，减小压力，切不可在不了解的情况下一味地责备孩子，不停地进行负面评价，这样只会加重孩子的焦虑情绪。

（5）保证充足的睡眠。充足的睡眠可以保证大脑的代谢产物通过血脑屏障与间质液进行有效的物质交换，将大脑中的有害物、神经毒性物质等清理干净，还大脑一个良好的工作环境。

第六章 ▶

大脑工作出错了
——抑郁

一、抑郁症的现状

据世界卫生组织（WHO）统计，全世界有超过3.5亿人饱受抑郁症困扰，抑郁症已成为世界第四大疾病，且仍然呈上升趋势。WHO预测，2030年抑郁症将成为全球疾病负担的第一位。

从患者年龄和性别上看，与老年人群相比，年轻人更容易受到重度抑郁症和焦虑症的影响。重度抑郁症和焦虑症在20~24岁的人群中占比最大，并随着年龄的增长而下降。女性患重度抑郁症的可能性是男性的两倍。2020年，全球女性患重度抑郁症的人数增加了近30%，焦虑症的人数增加了近28%，而男性则分别增加了24%和22%。

从患者人群的地域分布看，不同地区的患者人数存在明显差异。WHO公布的最新统计数据显示，全球抑郁症患者中，有近一半生活在东南亚地区和西太平洋地区，包括印度和中国。一项针对中国成年人抑郁症的调查研究数据显示：除内蒙古、新疆等地无数据外，陕西、甘肃、福建等地区的重度抑郁患者占比最高，江苏、上海等地重度抑郁患者占比相对较低。此外，该研究数据还显示，四川地区患有抑郁症的人群占比较高，而山东、江苏和黑龙江等地患有抑郁症的人群占比相对较低。

　　全球抑郁症患者人数地域分布见图6-1。

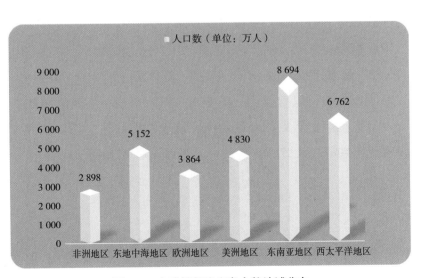

图6-1　全球抑郁症患者人数地域分布

一项包括了39项研究，纳入了从1997—2015年的32 694例样本的关于中国大学生群体的荟萃分析研究表明，中国学生群体的抑郁症发病率为23.8%。2019年7月24日，《中国青年报》在微博上发起了针对大学生抑郁症的调查，在超过30万的投票中，超过两成的大学生认为自己存在严重的抑郁倾向。抑郁风险和受教育程度成反比。美国一项2005—2014年的研究表明，受教育程度最低的人群患抑郁症的比例最高，同时他们获得治疗的机会最少。

抑郁症将在未来很长一段时间内成为中国负担最大的一类疾病。为什么它能"荣登榜首"？因为中国人整体对精神疾病的认知和接受水平不高，对抑郁症等精神疾病认识不足，存在强烈的偏见与歧视，讳疾忌医。因此在中国，抑郁症患者的就诊率还不到8.7%，就诊患者中只有51.5%愿意接受药物治疗，也就是说中国目前5 400万的抑郁症患者中，只有不到一成的人去医院看病，不到半数的人接受正规的药物和心理治疗。这也是为什么自杀会成为现代社会第二大死因，并且呈现低龄化趋势的原因。

虽然随着教育水平和公众宣传度的提高，有一部分饱受抑郁困扰的青少年会主动求助父母带自己去看精神或心理医生，但很多家长的观念却很难扭转，认为就是孩子不开心、叛逆、闹情绪，过两天就好了，觉得孩子们现在这么好的物质条件，饭来张口，衣来伸手，出门车接车送，寒暑假还能全球旅行，怎么可能得抑郁症呢？家长不愿意面对，其实更多的是害怕传出去后被亲戚朋友说自己的孩子有"神经病"。这种对抑郁症不正确的认知和病耻感阻碍了很多孩子在最佳时机得到专业帮助，往往直到孩子出现自残、自伤的情况，家长才意识到问题的严重性。此外还有一些隐匿型的抑郁症状，更不易被身边人察觉，如阳光型抑郁症患者，往往昨天还和家人有说有笑，第二天就永远地离开了，留给家人无限的悲痛和悔恨。

二、抑郁症的病理机制

让我们揭开抑郁症的真实面纱，它其实并不可怕，也并不可耻！

抑郁症是一种常见的精神疾病，以心境低落、思维迟缓、兴趣丧失为典型症状，并持续超过两周以上。患者主要表现为情绪低落，兴趣减低，悲观，思维迟缓，缺乏主动性，自责自罪，饮食和睡眠差，担心自己患有各种疾病，感到全身多处不适，严重者可出现自杀念头和行为。

我们的意识、认知和情绪都来源于大脑，既然抑郁症是以心境低落、思维迟滞和兴趣丧失为主要表现的疾病，那它的病因肯定也离不开大脑病变。由于大脑工作原理非常复杂，是目前人类社会任何精密仪器都不能比拟的，所以任何一个单独的病因假说都不足以全面地解释抑郁症的发病机理，因此我们从一个相对宏观的角度来理解它，可能可以更直观、清楚地认识它。

抑郁症是一种情绪障碍。前面我们已经了解到控制情绪产生的生理结构是大脑的边缘系统，边缘系统控制我们对外界刺激做出反应并进行调节。那么能让边缘系统产生反应的这个外界刺激具体指的是什么呢？其实就是个体对客观世界中已经发生的、正在发生的或是将要发生的具体事件的一种带有强烈主观色彩的认知。

我们可以把这种对外界刺激的主观认知称为压力。每个人的压力来源都不一样，不同个体对压力的耐受程度也不一样，个体所处的环境也千差万别，所以同样的压力源与强度，个体大脑的反应也有所不同，这就是我们所说的认知水平差异。对个体而言，压力水平是一个相对概念而不是一个绝对概念，只有理解了这个大的前提条件，我们才能理解面对同样的事，为什么有的人可以波澜不惊，有的人却会歇斯底里，有的人甚至会因承受不了而放弃生命。

1. 压力

外界环境、个体差异这些变量是无法进行定量或定性研究的，我们只能对压力本身和大脑进行研究，看看压力是如何对大脑产生作用的。

心理压力可以分为正性压力和负性压力。正性压力可以使个体产生一种愉快、积极的体验，虽然具有挑战性，但可以促使个体成长和发展。我们也可以将正性压力理解为对个体适度的压力。负性压力可以使个体产生一种不愉快、消极痛苦的体验，会阻碍个体成长和发展。我们可以将负性压力理解为对个体过度的压力。正性压力对我们的大脑有益，而负性压力则会给我们的大脑带来损害。

我们在面对压力时，肾上腺皮质会释放一种"压力激素"——皮质醇激素。皮质醇激素的功能包括：调节血糖，控制炎症，稳定血压，促进蛋白质、碳水化合物以及脂肪的代谢与利用，维持细胞内液的平衡，维持体内激素的平衡，作用于海马体辅助记忆等。

2. 皮质醇的压力调节机制

当我们感受到压力时，我们的大脑做出反应，控制和调节脑垂体分泌促肾上腺皮质激素（ACTH），这是一种促进激素释放的多肽类激素，它能促进肾上腺皮质组织的增生以及皮质醇激素的生成和分泌。

　　压力状态下身体需要皮质醇来维持正常生理功能，如果没有皮质醇，身体将无法对压力做出有效反应。压力来袭时，皮质醇会增加心脏收缩的力量和速度，以达到升高血糖和血压的目的。当体内的血糖升高时，抵达脑部可直接被大脑利用的葡萄糖也会增加，大脑在短时间内获得的大量能量，提升了大脑新皮质的工作效率，增加了觉醒、专注、精力和动力，有利于我们思考"逃"还是"战"的终极问题。由于血压的升高，使得心脏向身体各处泵氧的能力也增加了，含氧量增加，能在短时间内调动肌肉和肝脏糖原、人体脂肪中的脂肪酸以及肌肉组织中的氨基酸，强化肌肉的收缩能力，瞬间增大肌肉力量，让人瞬间完成快速奔跑动作。这个过程意味着所有潜在的能量都可以被皮质醇分解和利用，这有利于我们完成重体力的任务或是解决相对棘手的问题。皮质醇同时还会作用于海马体，使海马体更加活跃，提高短时记忆力。总之，皮质醇分泌之后所促进的血糖、血压升高，以及海马体活跃都让我们能更好地完成相对繁重的任务。

　　但是这种"原始"的身体机能反应并不是越高越好，长期惊吓、压力、熬夜、不当饮食、精神紧张都会造成皮质醇水平的持续升高，如果长期持续处于压力应激的状态下，皮质醇的高水平就会对身体带来很大负面影响。长期高水平的皮质醇分泌会导致其他重要激素的分泌异常，如睾酮、甲状腺素、胰岛素、雌激素、生长激素、褪黑素、食欲素等。激素水平异常导致的内分泌系统紊乱会让身体出现各种问题，如入睡困难、睡眠质量差、多梦、易惊醒、高血压、高血糖等。除此之外，为了抵抗压力，更多的能量用于快速反应和应激，身体会暂时减少胃肠道的工作量，引起食欲减退、消化不良、营养缺乏和食物摄入不足等反应。因此皮质醇相当于在一定程度上抑制了

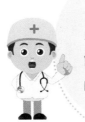

能量是免疫系统作战的军粮，免疫系统没了军粮也无法正常发挥其防御的功能，我们的身体就更容易遭到病毒、细菌的入侵。

胃肠消化功能，造成身体所必需的材料（如碳水化合物、蛋白质、脂肪、维生素、矿物质、膳食纤维等）不足，导致身体能量缺乏。能量是免疫系统作战的军粮，正所谓兵马未动粮草先行，免疫系统没了军粮也无法正常发挥其防御的功能，我们的身体就更容易遭到病毒、细菌的入侵。内忧外患之下如果不及时找到救援（积极治疗），我们的大脑和身体就会进入恶性循环，最终沦陷。

皮质醇持续高浓度还会造成大脑神经元细胞损伤。神经元细胞是组成大脑的基本单位，也是我们身体的耗能大户。大脑消耗了我们身体所有能量的20%，相当于心脏、肝脏和肾脏工作耗能的总和。当神经元细胞受损，能量供给出现问题，神经元细胞无法进行自我修复，就会出现一系列的负反馈链式反应，直接影响到神经元细胞之间的电信号传递、神经递质传递。大脑就像是我们身体的司令部，主要负责对身体发出指令并将指令传递到身体的各个部位，当大脑里的电信号和化学信号这些"作战"信息的传输出现问题，就会直接影响我们的认知能力、情绪调节能力，甚至影响基本的生命体征。焦虑症急性发作时所体会到的濒死感就是典型的大脑对现实威胁与个体感受做出的错误反应导致的。抑郁过程中的不断自我反刍、自我贬低、自我否定、自责自罪也都是大脑做出的与实际情况不符的错误判断，使个体不断滑向负面意识的深渊。

3. 压力的意义

让我们来看一下不同压力水平给个体的带来的影响（图6-2）。

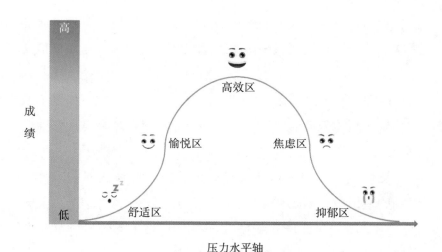

图6-2 压力、效率和情绪关系图

从图6-2可以看出，没有压力的状态会使个体失去目标动力，表现得懒散、放纵；中等强度的压力水平让我们的大脑与身体更加专注、有力（力量、精力、动力）、高效，充满希望感和挑战感，这是个体的最佳状态；高强度的压力水平会让我们的大脑和身体进入焦虑状态，个体出现失眠、食欲下降、焦躁不安等反应，同时会伴有情绪低落、思维迟缓、记忆下降等轻、中度的抑郁症状。如果压力水平仍然得不到缓解甚至持续增强，大脑就会严重受损，出现严重的认知障碍、情绪障碍、社会功能障碍，如自我封闭，不与人交流，不出门，不想动，暴饮暴食或是丧失食欲，自残自伤甚至自杀。

在长期的儿童、青少年精神情绪康复中，精神科医生会遇见这样一类孩子，称之为"时代特征性抑郁症患者"。他们也会出现情绪低落、悲观厌世、思维迟缓、低欲望等特点，抗抑郁类药物对他们有一些作用，但效果却不明显。他们对任何需要动手或动脑去做的事都提不起兴趣，没有任何生活性和社会性动力，不愿出门，不修边幅，不愿交际，不做运动，甚至基本失去社会功能。导致他们进入这种空虚精神状态的原因首先就是家庭的养育方式。这些孩子通常在幼儿成长阶段被家庭成员过度关注，过于纵容，毫无要求。孩子只做自己喜欢的事，家长提供最好的甚至超出家庭能力范围的物质条件，在父母的眼中他们就是世界上最可爱、最聪明、最能干的天使。这些孩子在成长阶段受到的外界刺激过多、过强，在小学低年级阶段，学业负担也相对轻松，这种生活状态导致这一类孩子的抗压能力几乎为零。随着年龄增长，原来被过度保护的真空环境慢慢消失，生活、学习中有越来越多的不如意，不随心所愿，需要自己去承担的事越来越多，他们无法应对，在日常的生活、学习、人际交往中感到巨大的挫败。因为物质条件过于饱和，生活中也已经没有能让他们感到新鲜、愉快的美好刺激。他们逐渐沉迷于网络、电子游戏等虚拟世界，长期缺乏有效的社会互动……到最后连这些也填补不了他们内心的空虚，于是开始自暴自弃、自伤自残、自我封闭，不愿也再不想做出任何改变。

　　帮助这一类孩子，往往需要养育者付出巨大的耐心。用新的环境逐步给他们的大脑一些新的刺激，激活那些已经失活的神经元网络。通过系统的心理辅导、情绪康复训练，逐渐恢复大脑功能，这样才有可能将这些孩子从灰暗的自我世界中拉出来，重见光明。

第七章 ▶

大脑发出警报——梦境的产生与现实意义

大多数成年人的正常睡眠时间是在6~8小时。每次睡眠包括4~5个周期，每个周期包含两个时相：非快速眼动期（NREM）和快速眼动期（REM），这两个时相交替出现（图7-1）。

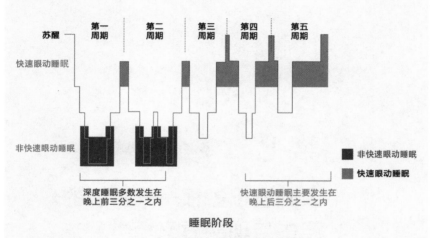

图7-1　睡眠周期与节律

现代科学发现，做梦发生于睡眠的快速眼动期阶段。梦境主要是由大脑脑干、杏仁核、海马体、枕叶、前扣带皮质等多个区域协同作用产生的。在正常情况下，大多数的梦具有丰富的场景内容，色彩斑斓，并且充满运动元素。有的梦还带有声音、触觉、气味、味道，还会产生强烈的情绪感受，如快乐、惊喜、愤怒、焦虑、恐惧等。

一、梦境的意义

1. 兴趣与个性

弗洛伊德认为，我们所做的梦包括噩梦是从我们有意识的日常生活中所关注、集成的一套表象，具有一些象征性意义，与我们潜意识中的兴趣和个性有关。我们醒来还记得的梦境一定程度上反映我们在无意识状态下最原始的想法、冲动、兴趣和个性。分析梦境中这些记忆深刻的元素，可以让我们在清醒时将那些在无意识的压抑中所衍生的心理问题抒发出来和处理掉。

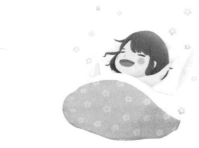

②. 记忆

我们的记忆不仅仅只存放于海马体，也存储在大脑皮质的各个感觉区域中。处理陈述性记忆的内容我们能调用的感觉器官越多，大脑皮质受到刺激的区域就越多，我们就可以从更多的维度调取需要记忆的内容，记忆就更加牢固。睡眠期间，负责长期记忆的海马体依然在辛勤工作，将白天存储在各个感觉器官中的短时记忆进行加工、存储及调用。这可能也是为什么在人的一生中只有海马体里的神经元数量每天都会增加700个左右，而大脑其他区域在出生后神经元数量就不再增加，只会增加神经元之间的突触连接的原因。

有人做过这样的实验，让受试者都完成一项复杂的三维迷宫，受试者如果在第二次尝试前曾经小睡并梦到这个迷宫，对比那些仅在实验进行时思考这些迷宫，以及小睡过但未梦到迷宫的受试者，完成效率高出10倍以上。研究人员认为有些记忆处理过程只能在我们睡着时发生，而我们的梦正是这些过程发生的信号。

这给我们的现实生活可以带来哪些指导意义呢？首先，可以将需要进行机械性记忆的陈述性内容尽量安排在晚上睡前，并在记忆时尽可能地调动我们的感觉器官。比如当我们需要背一篇很难的古文时，我们可以把背诵时间安排在睡前一个小时，并且在背的时候像古人一样摇头晃脑地大声朗读，如果还能把古文内容再变成一幅画或是思维导图，并在大脑中反复地过几遍，然后再去睡觉，那么我们背书的效果肯定会事半功倍。

3. 遗忘

我们的大脑中大约有1 000兆的神经连接，它们从我们所想所做的全部事物中产生。在快速眼动睡眠期，大脑新皮质会回顾这些神经连接，对非必要的连接进行"修剪"，被"剪"断的神经元连接会失去活性，减少能量的消耗。大脑将有限的能量用在重要的神经连接中，即重要的记忆。如果在睡眠中没有记忆"修剪"这个过程，我们的大脑肯定会充斥着天文数量级的无用连接，这势必会消耗我们宝贵的大脑能量，并影响第二天清醒状态下有限的工作记忆，降低工作效率。这也是快速眼动睡眠期主要出现在睡眠后半程的原因。睡眠的前半程主要是深度睡眠，大脑新皮质处在休息状态，这个时期我们很难被唤醒。

4. 活跃大脑

研究认为，梦是因大脑需要不断集成并产生长期记忆而形成的。我们的大脑对于画面的记忆最为高效，梦境其实是感觉器官产生的视觉片段、声音片段、气味片段、味道片段甚至情绪片段，经由我们的潜意识，即个体的兴趣和个性进行筛选，通过很弱的逻辑关系（因为我们的大脑新皮质大部分处在休息状态）组成的一部短视频。因此当我们在睡眠时，大脑会对一段时期内我们在清醒状态下接收到的外界信息，根据我们日常的个性、行为、习惯和兴趣，留下我们喜欢的、需要的、关注的信息并进行视频化处理，便于我们用很少的能量记住更多的内容。同时，大脑也在删减跟我们个性、行为、习惯以及兴趣不相关的信息，清理大脑新皮质上储存的短时记忆，以便第二天大脑可以高效运转。工作记忆就像电脑的内存，容量有限，还很耗能；长期记忆就像电脑的硬盘，容量很大且耗能小。工作记忆需要及时清理，并将完成了的任务转移至长期记忆储存，给后续任务随时提供处理空间。这也是负责长期记忆的海马体会产生新的神经元细胞，而负责工作记忆的大脑新皮质不会的原因。所以我们要理解工作记忆空间有限的特点，做好计划，提高效率，学会遗忘。

二、给我们的大脑预警

　　如果个体长期暴露在高压力环境下，会造成皮质醇水平持续增高，大脑（前）边缘区激活或失活，产生大量的负面情绪。当皮质醇水平持续增高，海马、杏仁核、内侧前额叶皮质和扣带回的反应会变得更强烈。如果在这种情况下个体进入睡眠状态，大脑中主管控制、计划、逻辑的前额叶皮质处于休息状态，但主管呼吸、心率等生命体征的脑干，负责产生恐惧的杏仁核，存储长期记忆的海马体，视觉中枢枕叶等与产生梦境相关的区域却更加活跃且不受前额叶皮质的控制，这时我们的梦境往往就会出现强烈的负面情绪。梦境的内容往往都是逃跑、躲避、追杀、恐惧、迷失方向、无助、混乱等，这就是我们所说的噩梦。当梦境中频繁出现悲伤、痛苦、内疚等不良情绪体验时，一定要引起重视，这往往是大脑在高压环境下已不堪重负，并发出警报。

三、缓和创伤

脑中的压力神经传导物质在睡眠的快速眼动期活跃度降低，即便在睡眠中经历噩梦时也如此。因此有研究人员提出，做梦的原因之一是缓和痛苦的体验，来实现心理上的复原。在梦中以较轻的心理压力来回顾受创事件，可以给个体一个更清楚的视角，增强用健康方法处理这些事件的能力。

四、解决问题

　　在梦中你可以不受限于现实和惯例逻辑的守则，你的心智可以创造无数的情境来帮助你从新的角度了解问题并找到解决的方法。著名的化学家奥古斯丁·凯库勒就是因为梦里的启示发现了苯的分子结构。

　　一次梦境解析其实没有太大的意义，但是回顾一段时期的梦境能帮助我们反思自己对某些特定事件的真实想法，看到我们在潜意识中真正的焦虑，面对内心真实的渴望。

第八章 ▶

大脑加油站
——肠子的小心思

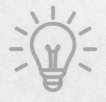

很多人可能有这种体验，当我们承受压力时，肠胃常常会不舒服，同时睡眠也可能出现问题。当前越来越多的研究关注于微生物—肠—脑轴这一系统。研究证实，肠道微生物参与了肠—脑轴的功能反应。肠道微生物群的组成受昼夜变化的影响，并受宿主昼夜节律的影响，同时不同微生物群对昼夜节律的调节也至关重要。如果这种相互作用的周期性被破坏，将严重影响机体健康。大量研究证实，肠—脑轴功能紊乱与许多脑部疾病的发生有关，如自闭症、帕金森病、情感障碍等。

一、肠—脑轴功能的肠道影响因素

肠—脑轴是人体内由大脑、肠道共同构成的系统。两者以激素和神经信息形式进行沟通，共同调节我们的情绪反应、新陈代谢、免疫系统、大脑发育与健康。

大脑通过自主神经系统中的交感神经和副交感神经分支向肠道菌群发送信号。交感神经系统可以通过抑制肠道运动功能和减少肠道分泌，在应激和压力增加的情况下，减少胃肠道的能量供应，以便优先将能量供给大脑、心肌或骨骼肌以发生应激反应。

当人体在正常情况下，胃肠道能够为肠道共生微生物提供稳定的栖息地，肠道微生物用来维持胃肠道结构和功能的完整性。但人体在应激情况下，交感神经系统过度活跃，使肠道上皮完整性受损，肠道运动和肠液分泌出现变化，胃肠道正常生理功能被破坏，细菌栖息环境不稳定，引起肠道菌群结构改变。

与肠道黏膜相关的微生物生态系统的变化也可能受到肠道上皮细胞黏液分泌和肠道屏障功能的影响。研究显示，有些生物胺（如去甲肾上腺素）也可能影响肠道菌群的组成。此类生物胺可以刺激致病性和非致病性大肠杆菌的生长，影响肠道黏膜的吸附能力。由外周（胃肠道）或中枢神经系统引起的个体生理变化也可以使肠道的细菌组成发生改变。众所周知，由感染、抗生素或应激等引起的肠道菌群变化会导致胃肠道炎症反应。当然，胃肠道生理学功能的变化也会反过来影响胃肠道的基本环境，引起不同类型肠道细菌的生长和定植。不良的改变一旦开始，将形成恶性循环。

二、肠—脑轴功能的中枢影响因素

中枢神经系统也会影响肠—脑轴功能的变化，其中下丘脑—垂体—肾上腺（HPA）轴是大脑影响肠道菌群组成的重要机制之一。当个体受到应激，会导致HPA轴的过度激活，体内应激激素皮质醇和促炎细胞因子水平显著升高，引起肠道炎症反应，改变肠道菌群的组成。

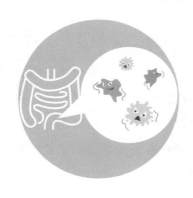

同样，肠道细菌也可以影响中枢系统功能。肠道细菌具有产生神经递质和神经调节因子的能力。与精神和情绪有重要关系的神经递质，如γ−氨基丁酸、去甲肾上腺素、多巴胺和5−羟色胺等均可由某些肠道细菌产生。当肠道细菌的代谢产物被吸收进入血液后，可穿过血脑屏障调节大脑功能，影响神经递质传递。如果产生毒素则让个体感觉难受，如果释放化学奖励信号则让个体感觉愉悦，这样就达到了操控个体行为和情绪的目的。

肠道细菌的代谢产物穿过血脑屏障后，还能够影响迷走神经的神经信号传递。已有研究证明，激活迷走神经可产生明显的抗炎能力，防止微生物引起的过度炎症反应。迷走神经具有传入和传出功能，是重要的副交感神经，可调节肠道运动、支气管收缩和心率等多种人体功能。迷走神经大约80%的神经纤维是感觉神经纤维，负责将身体器官信息传递给中枢神经系统。例如，肠道内的长双歧杆菌能降低肠神经元的兴奋性，通过激活迷走神经通路向中枢神经系统发出信号，减少焦虑的发生。

肠道微生物在肠道和神经系统之间起中介作用。肠道菌群的改变可能影响肠道和大脑之间的相互作用，进而影响情绪行为、压力调节、疼痛调节和大脑神经递质系统。有研究显示，如果肠道微生物的影响发生在生命早期（如婴幼儿阶段），可能会影响个体神经系统的发育、大脑与肠道的相互作用以及一些内分泌轴的功能；如果发生在成年期，则可能影响已经发育成熟的大脑神经回路。当个体在成长过程中遇到应激事件，这种影响可能还会继续加重。

　　综上所述，肠道和大脑是紧紧捆绑在一起的利益共同体。肠道功能受损会通过引发大脑炎症而影响大脑功能，大脑功能紊乱又可以反过来导致肠道功能紊乱，进一步加重大脑功能的紊乱症状。恶性循环一旦形成，则会持续影响身心健康。可以这么总结：健康的肠道塑造健康的大脑，健康的大脑造就健康的肠道。

三、肠—脑轴功能对生活的影响

　　通过前面提到的肠—脑轴功能及其影响因素，我们知道当个体长期处于高压力水平时，会引发肠道菌群的失调以及细菌种类的减少，这样不仅会导致肠胃功能下降，食欲降低，还可能会导致暴饮暴食和肥胖。这样也就不难理解为什么现在很多青少年在巨大的学业压力下产生焦虑情绪后，早期最常见的症状就是肚子不舒服、胃口变差或者暴饮暴食，随后逐渐出现入睡困难、睡眠质量差、多梦易惊醒、梦魇增多、大脑反应变慢、记忆力变差等脑功能衰弱的现象。研究证实肠道菌群种类减少与肥胖相关，并且会降低个体免疫系统和对外界干扰的适应能力。见图8-1。

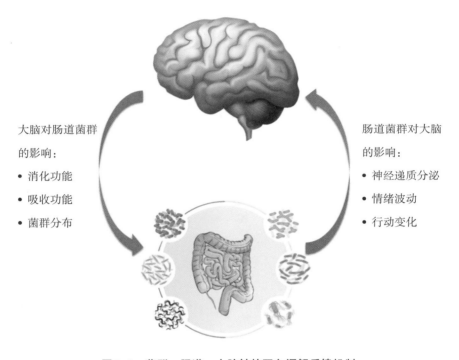

大脑对肠道菌群的影响：
- 消化功能
- 吸收功能
- 菌群分布

肠道菌群对大脑的影响：
- 神经递质分泌
- 情绪波动
- 行动变化

图8-1 菌群—肠道—大脑轴的双向调解反馈机制

因此，我们需要掌握科学的饮食方法，兼顾大脑和肠道微生物的喜好。我们将在下一章中详细讨论如何科学地吃，把压力都"吃"掉。

第九章 ▶

大脑加油站
——体能和脑力管理

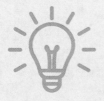

　　前面提到，大脑是人体最消耗能量的器官，恰当的体能管理能够让大脑持续获得能量，并维持最佳的功能状态。通过调整睡眠、饮食和运动可以实现体能和脑力的科学管理，让我们远离身心疾病。

一、睡眠

1. 了解睡眠周期

　　前面在讨论梦境时就已经提到了睡眠的重要作用。国际睡眠医学将睡眠阶段分为入睡期、浅睡期、熟睡期、深睡期和快速眼动期。每个睡眠周期为60~90分钟。在入睡期和浅睡期的个体容易被外界环境影响而唤醒，再入睡就会相对困难，这个时期为15~30分钟。处于深睡期的个体不易被唤醒，深睡期会持续30分钟左右，是身体快速恢复体能的时期，如果在这个时期个体被强制唤醒，身体就会非常疲惫、难受。快速眼动睡眠期也持续大约30分钟，我们的梦境主要产生于这个时期，这个时期处于整个睡眠时长的后三分之一。如果在快速眼动睡眠期被唤醒，我们也会强烈地感觉到睡眠质量受到影响，出现头昏头痛的感觉。

我们要了解自己的睡眠周期时长，尽量不要让自己在深睡眠和快速眼动睡眠期被唤醒。尽量将闹钟定在下一个睡眠周期的入睡期和浅睡期中间，这样即使因偶尔的熬夜影响睡眠的总时长，也依然可以在第二天醒来时神清气爽。例如：假设我们的睡眠周期是90分钟，成年人要经历约5个睡眠周期，大约是7.5个小时。如果早上需要7点起床，那最佳上床时间就是晚上11点30分。如果需要临时加班熬夜，入睡时间也最好在凌晨1点左右，这样能最大限度地减少早晨起来的疲倦感。儿童通常需要6~7个睡眠周期，就是9~10.5个小时，这就是儿童为什么最晚要在晚上10点入睡，才能保证睡眠的时长足够。晚上10点后也是生长激素分泌最旺盛的时期，而且生长激素只会在个体熟睡后才开始分泌，良好的睡眠有利于身体的健康成长。

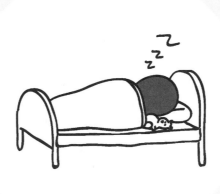

2. 入睡前的准备工作

（1）失眠时让屋子保持黑暗状态。褪黑素能引发人体睡意，但它遇光很容易被分解。睡前半个小时强制让自己不看电视、不玩手机，特别是躺在床上玩手机，因为手机和电视会发出蓝光，分解能引起睡意的褪黑素，而且手机里流行的短视频内容更容易让大脑兴奋，无法入眠。

（2）适当降低环境温度或是降低人体核心体温，能刺激大脑松果体分泌较多的褪黑素来诱发我们的睡意。

（3）晚餐可适当增加碳水化合物、谷物、杂粮的摄入，提升血糖浓度，刺激分泌更多的胰岛素，引发大量色氨酸入脑，色氨酸是合成褪黑素的重要原料，褪黑素越多，入睡越快，睡眠质量越好。

（4）睡前听听放松和帮助入眠的白噪声，这样大脑不容易被突如其来的声音刺激到，这也是为什么雨天会睡得更踏实的原因，但最好在入睡后停止白噪声，让大脑更好地休息。

（5）睡好觉的最大秘诀在于今日事今日毕，保持良好的心态，不断提升个体解决问题的能力。

如果睡前准备工作都做足了，可还是睡不着怎么办？失眠其实伴随着对睡不着的恐惧，越害怕就会越睡不着。就像如果现在提出不让你想熊猫，你的脑海中是不是反而会想得停不下来？所以当你在床上翻来覆去还是毫无睡意，那就暂时不再强迫自己入睡，可以先起来做一些明天的准备或是阅读喜欢的书籍（千万不要玩手机），直到产生困意。这样做可以避免因为睡不着产生的焦虑和恐惧情绪，陷入反复失眠的恶性循环。

良好的睡眠对大脑非常重要。2013年10月18日发表在《科学》杂志上的《睡眠对成人大脑中代谢产物的清除机制》一文就详细地说明了睡眠对身体和大脑的恢复性作用，文章指出只有在睡眠期间血脑屏障才会大幅提高通过率，脑脊液和间质液的对流交换才会显著增加，增强去除在清醒时中枢神经系统中积累潜在神经毒性废物的能力。睡眠时长不够，大脑中的代谢产物就无法及时地排出大脑，这些累积的神经毒性废物久而久之就会对大脑产生巨大的危害。

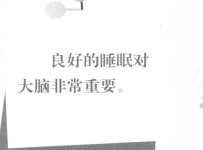

良好的睡眠对
大脑非常重要。

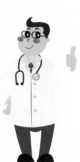

二、饮食

　　人的一生中，饮食是对人体生长发育和健康最直接和重要的影响因素。长期合理和规律的饮食能促进和维护身体健康，提高免疫力，抵御各种疾病。特别是在中国，合理饮食获取营养的养生思想有源远流长的历史，早在《黄帝内经》中就记载了"五谷为养，五谷为助，五畜为益，五菜为充"的饮食原则。

　　在社会经济快速发展的今天，我们的饮食、生活方式也在发生变化，由饮食导致的超重肥胖、慢性病等问题也日趋严重，并引起人们的重视。根据研究显示，不合理的膳食是影响中国人疾病发生率和死亡率的主要因素。根据《中国居民膳食指南科学研究报告（2021）》的调查显示，2017年中国居民因膳食不合理造成的死亡人数约310万。虽然我国居民健康素养的总体水平在稳步提升，但科学选择食物、合理搭配膳食的能力仍有待提高。

　　在生活中，饮食不仅影响着我们的身体，还影响我们的情绪。举个简单的例子，我们大脑中的海马体会存储进餐信息，可以帮助我们控制进餐次数和食量；此外还能帮助我们更好地控制情绪和冲动行为，同时接收下丘脑传导的饥饿信号。

　　长期不良的饮食习惯会导致海马体萎缩。例如情绪不好，为了让自己好受点，会吃大量的甜食和垃圾食品，原本身体的化学反应因为情绪和记忆加剧，传导给下丘脑，一旦碰到情绪问题，你就更容易吃这些垃圾食品，消极体验和食物建立联系并被储蓄在大脑中，形成恶性循环。随着不良饮食习惯的刺激，海马体功能受损，更容易感到情绪低落、无法应对并冲动行事。因此，健康的饮食习惯对我们至关重要。

1. 品种多样、合理搭配

健康膳食包括全谷薯类、蔬菜水果、奶类及其制品、大豆坚果类、肉类等。膳食组合和结构决定了能量和营养素供给与机体需要之间的关系，影响着我们的身心健康。

平衡膳食金字塔图（图9-1）中，按平衡膳食原则将各类食物的数量和所占比例进行直观显示，一共分为六层，每层标明了成年人每天应摄入各类食物的量。

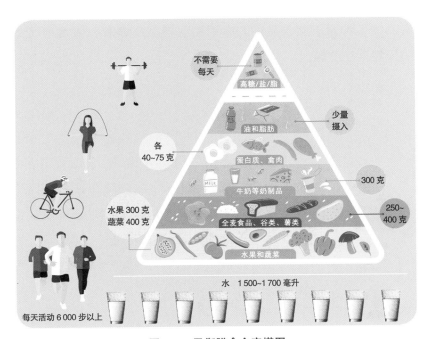

图9-1　平衡膳食金字塔图

②. 合理抗糖，保持健康

糖进入我们身体会产生糖化反应——还原糖在没有酶催化情况下，与蛋白质、脂质或核酸在经过缓慢反应后，结合成晚期糖化终末产物（AGEs）。糖化反应的产物（AGEs）会对我们的皮肤和身体产生影响。越来越多的研究显示，AGEs与糖尿病、白内障的形成、动脉粥样硬化、早老性痴呆、神经病变等有关。

但抗糖并不是很多人以为的不吃糖、少吃糖。实际上，就算我们不吃糖，人体内依然会进行糖化反应，因为我们吃的碳水化合物进入人体会转化成葡萄糖，这是生命的必然。所谓抗糖，其实就是尽可能地控制我们食物中的游离糖。游离糖是指食品加工中添加到食品中的单糖和双糖以及蜂蜜、糖浆和果汁中天然存在的糖。

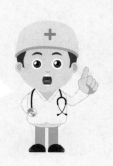

根据世界卫生组织的建议，在整个生命历程中，成人和儿童对游离糖的摄入量应减至摄入总能量的10%以内，以预防肥胖、龋齿等健康问题。如能进一步将其降至低于摄入总能量的5%，将减少超重、肥胖和蛀牙的风险。

根据《中国居民膳食指南（2022）》的推荐，建议每天添加糖的摄入不超过50克，最好控制在25克以下。生活中尽量做到少喝或不喝含糖饮料，更不能用饮料替代饮用水；少吃甜味食品，如糕点、甜点、冷饮等；做饭、炒菜少放糖；学会查看食品标签中的营养成分表，选择碳水化合物或糖含量低的饮料，注意隐形糖的摄入；在外就餐或外出游玩时更要注意控制添加糖的摄入。

3. 少油少盐，清淡口味

中国人传统的饮食习惯，特别是川渝和西北地区，喜欢重口味，日常饮食以高盐、重油为主。根据研究显示，高盐（钠）会增加高血压、脑卒中、胃癌、全因死亡的发病风险；高脂肪摄入能够增加心血管疾病的死亡风险，增加肥胖风险。所以建议在日常生活中培养清淡口味，尤其要重点培养儿童的清淡饮食习惯，少油少盐。

◎选用自然食材

在烹饪过程中，可通过不同味道的调节来减少对咸味的依赖。如在烹制菜时放少许醋，使用花椒、八角、辣椒、葱、姜、蒜等天然调味料来调味。

◎改变烹饪方式

烹制时可以等到快出锅时或关火后再加盐，这样能够在保持同样咸度的情况下减少食盐用量。

◎少吃精加工食品

香肠、薯片、辣条等各种零食中也含有大量的盐、高脂肪、高能量。在日常饮食中，尽量少吃这些精加工的零食，以减少额外油、盐的摄入。

三、运动

运动是恢复大脑能量非常重要且有效的手段，但最大的问题是很多人难以坚持。坚持运动的关键在于如何把枯燥、痛苦、劳累的单纯性体力运动变成有趣、舒服且有意义感的交互性运动。交互性运动指的是有反馈性、数据性、交往性的运动。

1. 如何设置科学的交互式运动

（1）每周2~3次中等强度的有氧运动，每次半个小时，心率为最大心率的60%~70%（最大心率就是用220减去年龄）的运动。可以用穿戴设备对心跳、呼吸、血压、血氧以及热量的消耗等进行记录管理，跟朋友分享自己的成果，让枯燥的运动变成社交的一部分，以提高运动的积极性。

（2）进行高强度间歇训练（high—intensity interval training，HIIT）——对场地和时间的要求都不高，随时随地可以开始做，短时间内提高心肺能力和爆发力，并且燃烧大量热量的运动。如：5分钟动感单车、50个深蹲、50个俯卧撑、80个仰卧起坐等。

（3）设置便于计量的具体目标，并且建立快速反馈机制。体重、心率、呼吸、运动项目、运动数量、时间、热量、运动计划等都可以具体化，用明确的数值目标帮助自己完成运动，进行管理。

②. 如何开始交互式运动

我们都知道运动是需要消耗能量的。对于个体来说，身体在没有感觉到危险的情况下，趋向于多储存能量来保证机体的未来需要。在现代社会中，食物的获取轻而易举，日常的体力消耗较少，而主动的运动消耗本身就需要和本能意识不断地做斗争，因此坚持运动就需要寻找到运动能带给我们的新的"快乐"点，来抵消消耗能量所带来的不愉快感。

（1）减少运动需要提前准备的步骤。一开始运动越简单，越易执行越好，如深蹲、俯卧撑、开合跳等。

（2）找伙伴一起运动。降低无聊感，也可以相互鼓励、监督。

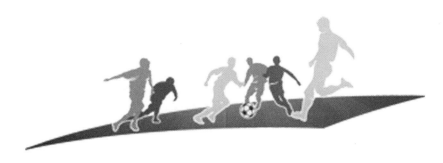

（3）借助器械，减少运动过程中的枯燥感。交叉进行各种器械运动，如单车、划船机、跑步机、楼梯机、蹦床、跳绳、拳击沙袋等。

（4）适度运动。适度的运动不仅能让身体产生大量有镇痛效果和瞬时愉悦感的内啡肽，而且在完成运动任务时产生的成就感还能促使大脑分泌多巴胺。适度运动能让身体既体验瞬时的"内啡肽愉悦感"，也获得持续时间更长的"多巴胺快感"作为奖励。另外，要避免过度运动产生的疼痛感和劳累感，这种不愉快的体验感会影响下次运动的开始。

（5）在有条件的情况下尽量固定运动时间，让肌肉产生记忆，使大脑建立运动模块生物钟，到时间身体就产生想动的冲动。

良好的睡眠、健康的饮食和适当的运动，这三者看起来简单、平淡，但只要长期坚持，我们就会获得源源不断的能量支撑，同时还可以持续增强我们的总能量，让我们拥有更强大的免疫系统，去抵御各种疾病的侵袭，并远离焦虑、抑郁的烦恼。让我们今天就开始尝试吧！

参考文献

［1］Larsson, H., Chang, Z., D'Onofrio, B. M., Lichtenstein, P. The heritability of clinically diagnosed attention deficit hyperactivity disorder across the lifespan[J]. Psychological Medicine, 2014, 44(10), 2223–2229.

［2］Xie, L., Kang, H., Xu, Q., et al. Sleep drives metabolite clearance from the adult brain[J]. Science, 2013, 342(6156), 373–377.

［3］赵忠贤，张晓梅，张琳，等. 中国居民膳食指南科学研究报告(2021) 简本[J]. 营养学报，2021, 43(2):1.

［4］Wang, C., Li, T., Wu, S., et al. Prevalence, risk factors, and quality of life of insomnia in the elderly Chinese population: a systematic review and meta-analysis[J]. International journal of environmental research and public health, 2019, 16(4), 607.

［5］Feng, G., Chen, M., Lieberman, D. "Integrating neuroscience into psychiatric research: A neurogenetic approach"[J]. Nature Reviews Neuroscience, 2007, 8(5), 395–400.